体表解剖速辨腧穴及临床研究：
头部篇

主编　周志刚　周平生　喻松仁

全国百佳图书出版单位
中国中医药出版社
·北京·

图书在版编目（CIP）数据

体表解剖速辨腧穴及临床研究 . 头部篇 / 周志刚，周平生，喻松仁主编 . -- 北京：中国中医药出版社，2025.5.

ISBN 978-7-5132-9491-1

Ⅰ . R224.2

中国国家版本馆 CIP 数据核字第 2025A7V313 号

中国中医药出版社出版

北京经济技术开发区科创十三街 31 号院二区 8 号楼

邮政编码　100176

传真　010-64405721

河北新华第二印刷有限责任公司印刷

各地新华书店经销

开本 787×1092　1/16　印张 15　字数 260 千字

2025 年 5 月第 1 版　2025 年 5 月第 1 次印刷

书号　ISBN 978 – 7 – 5132 – 9491 – 1

定价　105.00 元

网址　www.cptcm.com

服 务 热 线　010-64405510

购 书 热 线　010-89535836

维 权 打 假　010-64405753

微信服务号　zgzyycbs

微商城网址　https://kdt.im/LIdUGr

官 方 微 博　http://e.weibo.com/cptcm

天猫旗舰店网址　https://zgzyycbs.tmall.com

如有印装质量问题请与本社出版部联系（010-64405510）

编写说明

  针灸是中医学的重要组成部分，蕴含着中华民族特有的精神、思维和文化精华，涵纳着大量的实践观察、知识体系和技术技艺，凝聚着中华民族强大的生命力与创造力，是中华民族长期和疾病做斗争的智慧结晶。党的十八大以来，中国特色社会主义进入新时代。针灸在新时代也得到了进一步的繁荣发展，无论是在临床实践应用、学科发展，还是在基础、临床、理论研究与创新等方面均取得了长足进展，如传统针刺创新性提出的诸多现代手法、针灸机制研究成果如雨后春笋般出现。将相关研究成果结集出版，有利于发掘中医针灸的治疗优势和内在潜力，更好地服务人民健康，助力"健康中国"。

  本书的编写人员主要由长期从事中医针灸临床的医务工作者组成。他们在临床实践和临床带教过程中发现，腧穴的选取和运用存在着诸多问题。如腧穴体表定位不准确，取穴不精准；腧穴下的解剖结构不明，存在较大安全风险；腧穴选用的机制不清，难以做到有的放矢；腧穴的配伍选用不准，难以实现配伍增效；腧穴的实证研究不深，缺乏名医名家的指导。基于此，我们从腧穴的配图定位，体表解剖及取穴，解剖关系，功能和主治，临床疗效及机制、配穴研究，名医传承和临床案例等方面深入阐述，融入最新研究成果，对头部各腧穴进行系统全面的解析，使枯燥的理论学习"动"起来、"活"起来，激发学习者的学习兴趣，使之知其然，更知其所以然。

  本书在编写过程中始终坚持"三个注重"，即注重中医针灸学的学科特点，注重学习者的现实需求，注重科学性、知识性和实用性相结合。本书强调中医针灸学的研习方法、临证取穴的辨析过程、具体操作的可靠规范和省级以上名医名家的学术思想，这也保证了该书具有较高的理论指导意义和临床实战参考价值，实为一本具有较强实用性的针灸临证参考书。

  本书自编写伊始便着眼于国际推广，积极筹备英文版本的出版事宜，因此特意选用了来自印度的 Muffasal Alom Ansary 与巴基斯坦的 Fahad

Kabeer 作为穴位模特。这两位皆为中医专业的留学生，对中医文化满怀热忱，在此对他们为中医针灸国际化传播给予的支持表示衷心感谢。本书的英文版本也将在不久后与大家正式见面，届时广大师生可借助英文版本开展阅读与学习，助力中医知识的广泛研习与交流。

尽管本书由众多扎根一线的行业专家和临床医师参与编写，并经反复修改，但囿于编者的知识有限，加之该领域发展迅速，新知识、新技术不断涌现，其实际效果可能与编者的主观愿望存有差距。广大师生及读者如在使用中发现不足，敬请提出宝贵意见，以便再版时改进提高。

《体表解剖速辨腧穴及临床研究：头部篇》编委会

2025 年 1 月

目 录

1. 上星

1.1 定位

前发际正中直上 1 寸（图 1-1 ）。

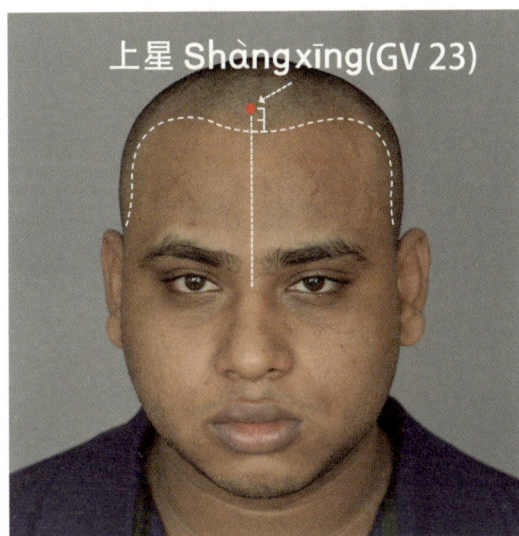

图1-1 上星穴定位

1.2 体表解剖及取穴

1.2.1 体表解剖（图 1-2）

前发际：在额部上方的头发边缘。

眉心：两侧眉毛内侧端连线中点处。

1.2.2 取穴

嘱患者取正坐或仰卧位，取前发际中点直向上量一大拇指（拇指指关节的宽度为 1 寸）处，位于头部正中线上。或先取百会，再取百会与眉心连线的中点处即为上星穴。

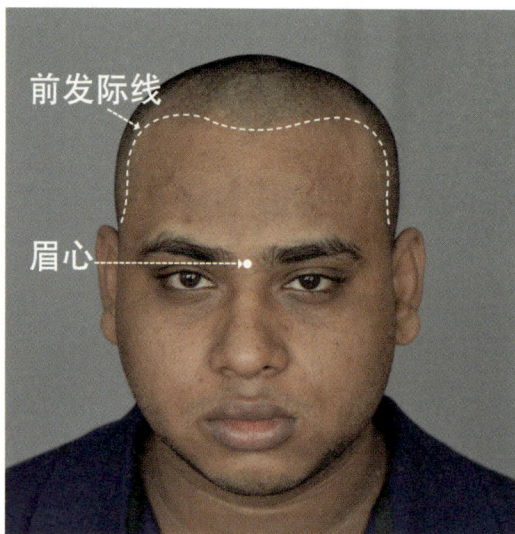

图1-2　前发际和眉心

1.3　解剖关系

上星穴所在层次为皮肤、皮下组织、帽状腱膜。皮肤和皮下组织内有三叉神经眼支发出的滑车上神经和眶上神经分布，皮下组织内还有眼动脉终末支额动脉和内眦静脉属支额静脉经过，深处为连接枕额肌额腹和枕腹的帽状腱膜。

1.4　功能和主治

1.4.1　功能

通利鼻窍。

1.4.2　主治

治疗过敏性鼻炎。

1.5 临床疗效及机制、配穴研究

1.5.1 临床疗效

1.5.1.1 透刺可以提高过敏性鼻炎临床疗效

文献研究发现[1-4]，上星为治疗过敏性鼻炎（AR）的主穴之一。上星透穴治疗 AR 有较好的效果。刘芳[5]采取透穴法（百会透刺前顶，上星透刺神庭穴）治疗 AR，总有效率达 98.9%。程艳红[6]采用头部电针透穴的方法治疗 AR 患者，其中百会透刺前顶、上星透刺神庭、印堂透刺鼻根，治疗后总有效率达到 86.67%。杨堃等[7]采取囟会透上星、上星透神庭等方法治疗 AR，取得了良好效果。

1.5.1.2 热敏灸疗法可以提高上星治疗过敏性鼻炎的疗效

热敏灸可以提高 AR 疗效。热敏灸临床实践证实上星穴是治疗 AR 的热敏化腧穴高发区之一，选取上星等腧穴治疗 AR，可以缩短热敏灸治疗时间、加强艾灸的疗效[8]。颜春明[9]采用热敏灸治疗 AR 患者，选取热敏高发区的上星至印堂穴区域、迎香等，探得敏化穴以后，取灸感最强的 2 穴进行施治，治疗组总有效率 96.7%，明显高于针刺组的 90%，结果具有显著性差异（$P < 0.05$）。

1.5.2 机制研究

针刺上星可减轻鼻黏膜变应性炎症反应

临床研究发现[10]，针刺上星穴可促进辅助性 T 淋巴细胞（Th）1/Th2 分泌的细胞因子比值恢复平衡状态，降低免疫球蛋白 E（IgE）的合成，从而阻止鼻部的变态反应性炎症的发生，改善 AR 症状。实验研究发现[11]针刺"鼻三针"（双侧迎香、上星）可以降低大鼠血浆白细胞介素 -4（IL-4）的含量，从而减轻鼻黏膜变应性炎症和有效改善其行为学指征。

1.5.3 配穴研究

廖鹏腾[4]基于中医传承辅助平台利用"聚类""提取组合"功能，进行无监督熵层次聚类分析，衍化出的核心组合 12 个，其中含上星的核心组合占 4 个。王璇等[3]发现上星 - 迎香、印堂 - 上星或上星 - 迎香 - 印堂为治疗 AR 的常用组合。研究发现[12-14]上星和水沟联合常用于抑郁症。

1.6 名医传承和临床案例

1.6.1 孙申田[15]

孙申田，教授，黑龙江省针灸学科创始人之一，第一至第四批全国老中医药专家学术经验继承工作指导老师。孙申田倡导以中医基础理论指导针灸选穴、配穴及手法操作，并把中医学与西医学、神经内科相结合，运用诊疗技术与中医辨证、治疗相结合，研究总结出一套完整、独特的针刺手法——经颅重复针刺法。该针法与传统针法相比主要有三个特点：一是选取穴位准，针刺选取头部穴位，即大脑皮质功能定位区投射在体表所产生的对应位置；二是捻针频率高，捻转针柄操作手法要求严格，每分钟要达到 200 转以上；三是捻针时间长，捻转持续时间把控严格，每次必须连续捻转针柄 3～5 分钟。其通过高频率的持续捻转，腧穴的刺激量达到一定程度，对人体的生物磁场产生影响。高频率的磁场穿透人体大脑颅骨的屏障，作用于人体的最高级中枢，实现治疗目的。经临床研究发现，此法不仅用于治疗头部相关疾病，而且对精神障碍、消化系统疾病、神经系统疾病等方面效果显著。

1.6.2 临床案例

李某，男，17 岁，2009 年 8 月 6 日初诊。

主诉：鼻塞、鼻痒、流清涕、打喷嚏 3 年余，加重 3 天。

现病史：该患者发作性鼻塞、鼻痒、流清涕、打喷嚏 3 年余，症状发无定时，每年春季及秋末冬初较为严重，每遇寒冷或闻刺激性气味时即可发作，时轻时重，且平素畏风怕冷，鼻塞严重，伴头痛，记忆力减退。患者既往有慢性咽炎、扁桃体炎病史 6 年，有螨虫、灰尘、皮毛等过敏史，无家族史。其曾多处求医，诊断为 AR，给予药物治疗，疗效不佳。近 3 天症状尤重，遂来我院针灸门诊就诊。刻下症：鼻塞，鼻痒，流清涕，打喷嚏，伴眠差、纳差，二便正常，舌质淡，体胖大，舌苔白腻，脉沉弱。

查体： 神志清楚，面色少华，形体适中。双侧鼻黏膜充血、略微水肿，咽部无充血，扁桃体不大。

西医诊断： 过敏性鼻炎。

中医诊断： 鼻鼽（肺卫不固）。

治法： 宣肺祛邪，通利鼻窍。

选穴： 百会、上星、通天、印堂、太阳、迎香、风池、合谷。主穴为百会、上星、通天，配穴为印堂、太阳、迎香、风池、合谷。

操作： 百会、上星、通天穴手法要求小幅度、轻捻转，偶伴提插法，捻转速度达 200 转 / 分（r/min）以上，连续 3～5 分钟。风池穴进针时要求针尖朝向鼻尖部，捻转泻法；迎香穴施捻转补法，局部酸胀至鼻根部。其余腧穴常规针刺。诸穴得气后使用 G6805-Ⅱ 型电麻仪，连续波刺激 20 分钟，强度以患者耐受为度，每日 1 次，每次 40 分钟，2 周为 1 个疗程。

行针 10 分钟后，患者自觉呼吸通畅，鼻痒减轻。行针 40 分钟后，患者自觉头痛减轻。针灸九诊，患者症状痊愈。

病案解读： 过敏性鼻炎，又称变应性鼻炎，是发生在鼻黏膜的一种变态反应性疾病，临床症状以突然或反复发作的鼻痒、打喷嚏、流清涕、鼻塞为特征，属于中医学"鼻鼽"范畴。本案患者因肺气弱，卫外不固，腠理疏松，则易感外邪（如油漆、花粉、粉尘等），外邪犯肺，正邪相争，祛邪外出，则发鼻痒，喷嚏频作；鼻为肺窍，肺气不通，肺失清肃，鼻窍不利，气不摄津，津液外溢，则鼻流清涕；津液停聚，则鼻塞不通。故治宜宣肺祛邪，通利鼻窍。根据大脑功能定位与头皮表面对应关系，选通天穴为主穴之一。其深处为嗅沟之所在，运用经颅重复针刺法可以提高嗅神经的兴奋性，以通利鼻窍，且早在《百症赋》中就有"通天去鼻内无闻之苦"的记载。百会、上星穴具有"主鼻塞不闻香臭"之功，配之可扶正祛邪，宣通鼻窍。印堂、迎香穴是治疗鼻室不通的常用效穴。风池穴为手足少阳、阳维之会，具有疏风通络的作用。太阳可止头痛。诸穴合用，疏风宣肺，补气祛邪，通利鼻窍。

参考文献

［1］ 胡引，吕凯露．古今针灸治疗变应性鼻炎取穴思路分析［J］．甘肃中医，
2011，24（6）：51-52.

［2］ 曲良，张杨．针灸治疗过敏性鼻炎临床研究进展［J］．辽宁中医药大学学报，
2016，18（1）：207-210.

［3］ 王璇，谭静，张晓燕，等．针灸治疗过敏性鼻炎的选穴规律分析［J］．中医药
导报，2021，27（2）：155-159.

［4］ 廖鹏腾．基于中医传承辅助平台的针灸治疗变应性鼻炎选穴组方规律分析［J］．
针灸临床杂志，2018，34（8）：62-65.

［5］ 刘芳．透穴针法治疗过敏性鼻炎89例［J］．中国针灸，2000（4）：61.

［6］ 程艳红．头部电针透穴疗法治疗过敏性鼻炎45例［J］．首都医药，2010，17（22）：
45.

［7］ 杨堃，程为平，程光宇，等．程氏倒丁字取穴法治疗过敏性鼻炎［J］．中医药
信息，2019，36（4）：74-77.

［8］ 林煜芬，钟泽斌，苏燕娜．热敏灸治疗变应性鼻炎36例临床观察［J］．中医杂志，
2017，58（3）：235-238.

［9］ 颜春明．热敏灸治疗过敏性鼻炎的临床疗效研究［D］．南昌：江西中医药大学，
2020.

［10］ 郑美凤，林诚，郑良朴，等．针灸"上迎香、上星"穴对常年性变应性鼻炎
患者外周血单个核细胞Th1/Th2细胞因子的影响［C］//中国针灸学会针灸
康复学专业委员会，福建省针灸学会．中国针灸学会针灸康复学首届学术会
议、福建省针灸学会康复医学第三次学术会议论文集．福州：2008.

［11］ 宋成林，张志星，成泽东，等．针刺"鼻三针"对过敏性鼻炎大鼠模型IL-4
和行为学的实验观察［J］．中华中医药学刊，2011，29（9）：2139-2141.

［12］ 陶颖，曾亮，梁艳，等．针刺"鬼穴"对甲基苯丙胺依赖者抑郁症状的临床
疗效观察［J］．中华中医药杂志，2019，34（1）：413-416.

［13］ 陈立伟，贾英杰．针刺治疗对改善肿瘤患者焦虑抑郁状态的临床研究［J］．
陕西中医，2013，34（11）：1534-1535.

［14］ 刘思宇．针刺上星、人中穴改善慢性轻度不可预测性刺激大鼠抑郁样症状的
机制研究［D］．厦门：厦门大学，2019.

［15］ 孙忠人，王玉琳，张瑞．孙申田针灸医案精选［M］．北京：中国中医药出版
社，2012：272.

2. 百会

2.1 定位

前发际正中直上 5 寸（图 2-1）。

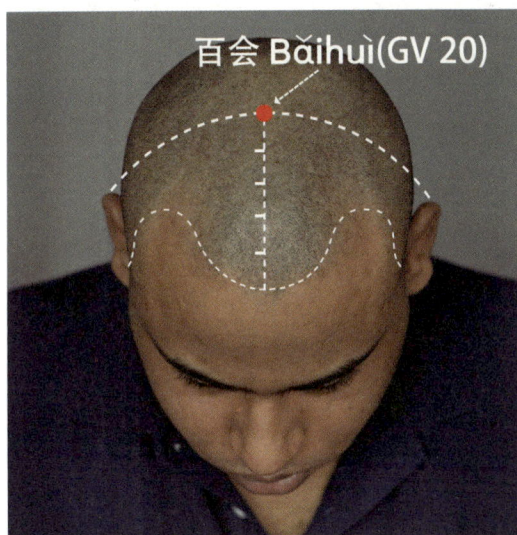

图2-1 百会穴定位

2.2 体表解剖及取穴

2.2.1 体表解剖（图 2-2）

耳尖：外耳向前折叠后最高点处即为耳尖。

头顶前正中线：两眉中间至颅后枕外隆凸点（枕外隆凸最高点）的连线。

枕外隆凸：位于枕骨后外面的一个骨性凸起，此凸起比较明显，可在头后枕部正中扪及。

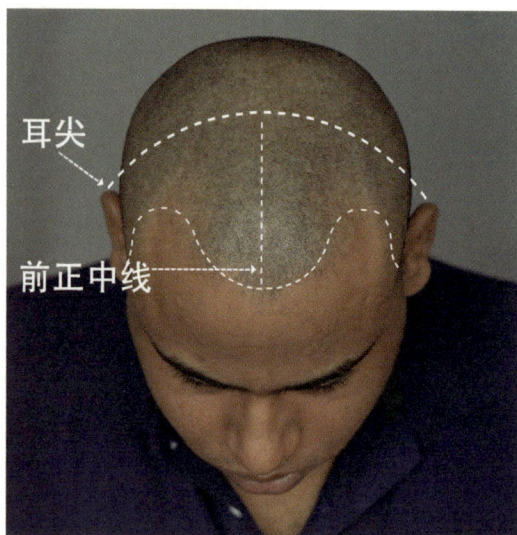

图2-2　耳尖和头顶前正中线

2.2.2　取穴

嘱患者取正坐位，将双耳向前折叠，取两耳尖直上连线与头顶前正中线交叉点处即为百会。

2.3　解剖关系

百会穴处为头皮的五层解剖结构，即皮肤、皮下组织、帽状腱膜层（枕额肌之间的腱膜）、疏松结缔组织层（腱膜下层）、颅骨骨膜。皮肤较厚，长有头发。皮下组织内有滑车上神经、枕大神经、耳颞神经等皮神经，以及颞浅血管和枕血管形成的动静脉吻合网。深处依次为致密坚韧的帽状腱膜，腱膜下疏松结缔组织和颅骨。

2.4　功能和主治

2.4.1　功能

补气升阳，安神止痛。

2.4.2 主治

主治中风认知障碍，兼治抑郁等疾病。

2.5 临床疗效及机制、配穴研究

2.5.1 临床疗效

2.5.1.1 百会穴治疗中风或中风后认知障碍疗效明确

苏凯奇等[1]利用古今医案云平台软件（V1.5）分析针刺治疗中风后认知障碍（PSCI）的选穴规律，结果显示百会是治疗 PSCI 频率最高的腧穴。詹杰等[2]观察针刺百会、神庭联合康复训练治疗 PSCI 的临床疗效，结果显示：观察组和对照组两组治疗后简易精神状态检查量表（MMSE）积分和蒙特利尔认知评估量表（MoCA）积分较治疗前均有显著改善（$P < 0.05$），且观察组改善程度均优于对照组（$P < 0.05$）。徐敏杰等[3]利用数据挖掘技术总结电针治疗 PSCI 常用的刺激参数，结果发现：电针治疗 PSCI 时，2Hz 的低频电针刺激较 100Hz 的高频电针刺激更有利于改善患者学习记忆功能；在机体耐受范围内，高强度电针刺激较低强度电针刺激更易使脑持续活动增强。

2.5.1.2 百会穴治疗中风后抑郁疗效好

郑丹妮等[4]基于数据挖掘技术分析针刺治疗中风后抑郁的选穴规律，结果显示百会是治疗中风后抑郁频次最高的腧穴。马瑀彤[5]在基础治疗的前提下针刺百会、宁神穴治疗中风后抑郁，结果显示：针刺治疗时加用电子捻针仪较单纯针刺治疗，在改善患者焦虑躯体化、认知障碍、阻滞、睡眠障碍及 Barthel 指数（BI）评定量表评分等指标方面具有显著优势（$P < 0.01$），电子捻针组的总有效率（87%）显著高于对照组（77%），差异有统计学意义（$P < 0.05$）。王洪亮等[6]观察加强扬刺百会穴早期辅治缺血性中风后抑郁的临床疗效，结果显示：观察组临床总有效率为 92%，高于对照组的 78%，差异有统计学意义（$P < 0.05$）。

2.5.2 机制研究

2.5.2.1 百会可以提高学习记忆能力

冯晓东和黄金等[7-8]观察电针神庭、百会穴对缺血再灌注大鼠学习记忆能力的影响，结果发现：电针组脑梗死的区域和体积均显著小于对照组（$P<0.01$），电针组大鼠较对照组的神经功能缺损评分明显降低（$P<0.01$），电针组大鼠穿越平台期的时间及路程明显缩短，逃避潜伏期明显缩短（$P<0.001$），电针组大鼠海马及皮质区微管相关蛋白轻链 3 Ⅱ（LC3 Ⅱ）含量较对照组升高（$P<0.001$），调控自噬相关蛋白磷脂酰肌醇 3 激酶（PI3K）、丝氨酸 / 苏氨酸蛋白激酶（AKT）、苄氯素 -1（Beclin-1）的表达，提示电针神庭、百会穴能显著改善脑缺血再灌注大鼠的学习记忆能力，上调脑缺血再灌注大鼠的自噬相关蛋白的水平，改善脑缺血再灌注大鼠神经功能有关。刘芳等[9]探究艾灸百会穴对缺血再灌注大鼠学习记忆能力及 B 淋巴细胞瘤 -2（Bcl-2）基因、Bcl-2 相关 X 蛋白（Bax）的影响，结果发现：艾灸百会可以缩小脑梗死体积，调控 Bcl-2 和 Bax 的表达水平，抑制神经元凋亡，改善缺血再灌注大鼠的学习记忆能力。

2.5.2.2 百会穴治疗中风后抑郁与调控相关信号通路有关

王洪亮和崔友祥等[6, 10]采用加强扬刺百会穴早期辅治缺血性中风后抑郁，结果显示：扬刺百会穴可降低趋化因子巨噬细胞炎症蛋白 -1α（MIP-1α）水平及调控核转录因子 -κB/ 诱导型一氧化氮合酶 / 一氧化氮（NF-κB /iNOS/NO）信号通路，阻断炎症反应，激活核因子 E2 相关因子 2/ 血红素氧合酶 -1（Nrf2/HO-1）通路，增强机体抗氧化能力，从而改善患者的抑郁程度、日常生活活动能力和神经功能缺损情况，且安全性较高。

2.5.3 配穴研究

苏凯奇等[1]基于古今医案云平台分析针刺治疗 PSCI 的选穴规律，结果显示：百会 - 神庭是治疗 PSCI 频率最高的腧穴配伍，关联性最强的穴位组合为神庭 - 百会，主要核心处方为百会、神庭、四神聪、足三里、内关、三阴交。王姿懿等[11]基于数据挖掘技术研究针灸治疗 PSCI 的取穴规律，结果显示：从关联规则结果来看，置信度最高的关联穴组是百会 - 四神聪 - 风池等，支持度最高的穴组是百会 - 四神聪。

郑丹妮等[4]基于数据挖掘技术分析针刺治疗中风后抑郁的腧穴配伍规律，结果显示"百会 - 内关"是相关性最高、使用频率较高的腧穴配伍。

2.6　名医传承和临床案例

2.6.1　张闻东[12]

张闻东，教授，安徽省名中医，首届江淮名医。张闻东提出，中风病的核心病机是元气虚衰，瘀、痰、风、火是其主要病理因素，气机逆乱是其发病关键，并创立了"通调针刺法"治疗中风病，即通督脉调元神以醒脑开窍，通三焦调脏腑以培元泄浊，通气街调经络以舒筋通络。水沟、百会、神庭、大椎、命门是督脉中醒神开窍、调理元神的主穴，通调督脉可以输精微以养髓海、升清阳以醒脑窍、行气血以化痰瘀，使脑与五脏六腑之间相通相连的道路通畅，神气通行无阻。膻中、中脘、气海可激发三焦之气，维持上焦如雾、中焦如沤、下焦如渎的状态；针刺中脘、足三里、血海可健脾养胃，生发气血，祛痰除湿，养脑清窍。在头气街处选取头维、率谷、风池穴可调元神、利气机、散风邪、清神志，从而通调人体十二经脉气血、补益脑髓。气冲、髀关、昆仑为胫气街之要穴，针刺以上穴位可疏调下肢经气，治疗下肢痿痹。

2.6.2　临床案例

陈某，女，52 岁，2017 年 6 月 3 日初诊。

主诉：头痛如裂，烦躁不安 2 小时。

现病史：患者有高血压病史 5 年，平素常头痛，心烦易怒，胸闷气短，善太息，面赤而青，饮食正常，二便尚调。就诊当天晨起如厕时，患者突觉头晕目眩，随即仆倒，瞬间头痛如裂并伴左侧肢体强直，不可屈伸，言语謇涩，口眼歪斜。

查体：神志欠清，项强，躁动不安，颜面潮红，无法站立行走，小便失禁，舌质红有瘀斑，苔厚腻，脉沉弦滑而紧，血压 220/140mmHg，右侧肢体肌力 3 级，右侧巴宾斯基征（+）。

辅助检查：头颅 CT 示左侧基底节区内囊出血，出血量约 30mL。

西医诊断：急性脑出血，高血压病（3 级，极高危）。

中医诊断：中风病，中脏腑（肝阳暴亢，夹痰上扰）。

治法：通督调神、培元泄浊、舒筋通络，辅以平肝降逆。

选穴：在降颅压、调整血压、预防并发症的基础上，选用针刺治疗。主穴：神庭、百会、风府、风池、头维、率谷、膻中、中脘、气海、血海、足三里、外关、十二井穴。配穴：合谷、太冲、丰隆、太溪。

操作：百会、十二井穴点刺放血，太溪用补法，其余诸穴施以泻法。留针 30 分钟，每日治疗 1 次。

3 天后患者神志渐清，已无项强，头痛减轻，时有头晕，不能自行翻身及转侧，加刺气冲、髀关、昆仑疏调下肢经气。

2 周时患者右侧肢体活动好转，头晕减轻，血压正常。继以通调针刺法治疗 1 月余，患者恢复良好，可拄拐步行，在辅助下基本能生活自理，好转出院。

病案解读：综合患者平素表现、发病过程及舌脉等四诊资料，本患者为肝阳暴亢、夹痰上扰清窍而致中风病。治疗上以通督调神、培元泄浊、舒筋通络，辅以平肝降逆为法，取穴以任督二脉调理元神、醒脑开窍，足厥阴、足少阳以平肝疏肝，辅以十二井穴、丰隆、太溪等祛湿清热化浊，中脘、气海、血海、足三里培元固本、通调三焦，从而通督脉以宁神醒脑，调三焦以培元泄浊，通气街以舒筋通络，令阴阳调和，气机复常。

参考文献

［1］ 苏凯奇，高静，李洁莹，等.基于古今医案云平台分析针刺治疗中风后认知障碍选穴规律［J］.中国针灸，2022，42（1）：99-103.

［2］ 詹杰，潘锐焕，郭友华，等.针刺百会、神庭联合基础治疗和常规康复训练治疗脑卒中后认知障碍：随机对照研究［J］.中国针灸，2016，36（8）：803-806.

［3］ 徐敏杰，谭逸海，李晓琳，等.治疗中风后认知功能障碍电针刺激参数的数据

挖掘研究［J］. 环球中医药，2021，14（4）：594-601.

［4］ 郑丹妮，刘悦，刘通. 基于数据挖掘的针刺治疗中风后抑郁的选穴规律分析［J］. 广州中医药大学学报，2020，37（7）：1403-1409.

［5］ 马瑀彤. 电子捻针仪治疗中风后抑郁的临床疗效观察［D］. 哈尔滨：黑龙江中医药大学，2022.

［6］ 王洪亮，崔友祥，胡方梅，等. 加强扬刺百会穴早期辅治缺血性中风后抑郁疗效观察［J］. 现代中西医结合杂志，2020，29（4）：363-366.

［7］ 冯晓东，黄金，李瑞青，等. 电针神庭、百会穴对脑缺血再灌注大鼠学习记忆能力及大鼠皮质和海马区 LC3 蛋白表达的影响［J］. 时珍国医国药，2018，29（8）：2020-2024.

［8］ 黄金，李瑞青，吴明莉，等. 电针神庭、百会穴对脑缺血再灌注大鼠学习记忆能力及自噬相关蛋白表达的影响［J］. 中华中医药学刊，2019，37（4）：838-841.

［9］ 刘芳，余李强，聂平英，等. 艾灸百会穴对 MCAO 大鼠学习记忆能力及海马Bcl-2、Bax 的影响［J］. 长治医学院学报，2021，35（1）：1-5.

［10］ 崔友祥，王洪亮，刘国华，等. 百会穴加强扬刺对中风后抑郁患者抗氧化酶及 Nrf2/HO-1 通路的影响［J］. 中医药学报，2021，49（2）：37-41.

［11］ 王姿懿，苏莉. 基于数据挖掘探讨针灸治疗卒中后认知障碍的取穴规律［J］. 西部中医药，2021，34（6）：75-80.

［12］ 倪璐，张闻东. 张闻东教授运用通调针刺法治疗中风病经验［J］. 中西医结合心脑血管病杂志，2020，18（5）：862-864.

3. 承浆

3.1 定位

在面部，颏唇沟的正中凹陷处（图 3-1）。

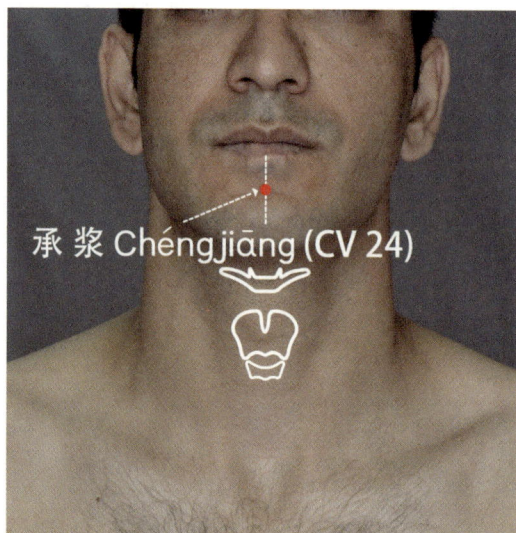

图3-1 承浆穴定位

3.2 体表解剖及取穴

3.2.1 体表解剖

颏唇沟（图 3-2）：下唇和颏部之间的横行凹陷，一般从侧方看会比较明显。

3.2.2 取穴

嘱患者取正坐或者仰卧位，头稍后仰，嘴巴微张，可使颏唇沟凹陷更加明显。取颏唇沟正中凹陷处，按压有痛感，此处即为承浆穴。

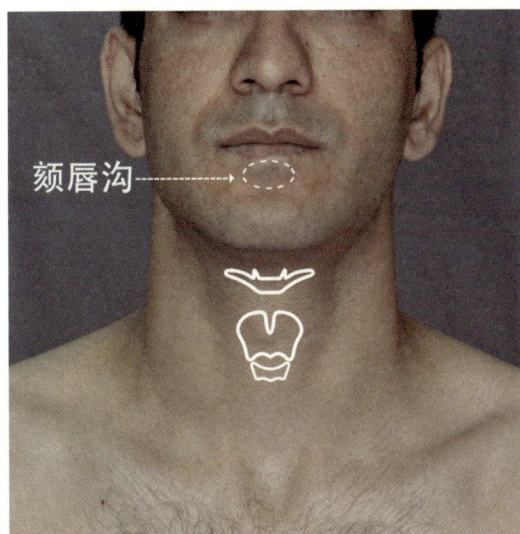

图3-2　颏唇沟

3.3　解剖关系

承浆穴处层次为皮肤，皮下组织，填充口轮匝肌和颏肌间隙的脂肪组织，下颌骨。皮肤有三叉神经下颌神经分支颏神经分布。皮下组织内除颏神经外，还有面动脉分支下唇动脉与面静脉属支下唇静脉分布。

3.4　功能和主治

3.4.1　功能

祛风通络，生津敛液。

3.4.2　主治

主治三叉神经痛，兼治面瘫等疾病。

3.5 临床疗效及机制、配穴研究

3.5.1 临床疗效

3.5.1.1 治疗三叉神经痛的下颌支疗效显著

在三叉神经痛的治疗中，承浆穴尤其适用于下颌支神经疼痛[1-2]。皮敏等[3]采用缪刺法（取健侧面部腧穴）与常规针刺法对比治疗原发性三叉神经痛，下颌痛（第3支痛）取下关、夹承浆、翳风、颊车、承浆、内庭，结果显示：缪刺组总有效率为95.5%，显著高于常规针刺组的75.0%，差异有统计学意义（$P < 0.05$），且缪刺组治疗疗程明显缩短（$P < 0.01$），故认为面部腧穴缪刺法对于原发性三叉神经痛能显著提高疗效、缩短疗程。赵立富[4]对三叉神经痛患者耳门、风府等穴位进行药物注射治疗，下颌支取承浆、颊车，穴位注射组治愈率为92.0%，显著高于常规针刺组的42.4%，差异存在统计学意义（$P < 0.01$）。

3.5.1.2 承浆辅助治疗面瘫有良效

孟学茹等[5]采用数据挖掘技术研究针刺治疗面瘫的选穴规律，结果显示承浆是穴位注射法治疗面瘫频次出现较高的腧穴之一。董静等[6]研究发现，地仓透承浆（或承浆透地仓）是透刺治疗周围性面瘫之口角歪斜频次最高者之一。于学平等[7]观察通调督任针刺法治疗面瘫倒错的临床疗效，穴取水沟、承浆、口禾髎、夹承浆等，结果显示：治疗组（通调督任针刺法组）总有效率达90.9%，显著高于对照组的63.3%，差异存在统计学意义（$P < 0.05$）。黄晓[8]取患侧阳白、四白、迎香、地仓、承浆等穴调整针刺方向治疗面瘫36例，总有效率达100%，显著高于对照组的95%，差异存在统计学意义（$P < 0.05$）。

3.5.2 机制研究

承浆是针刺治疗原发性三叉神经痛的作用靶点

目前还未发现动物实验或者临床试验文献。和岚等[9]认为三叉神经分支上的神经孔和神经节是针刺治疗原发性三叉神经痛的作用靶点。大多学者认为针刺承浆治疗三叉神经痛是通过直接刺激三叉神经分支，兴奋穴位深部的各类感受器，刺激信息沿着各类纤维传导至中枢神经，激活内源性痛觉调控系统有关的结构和中枢神经递质系统，使脊髓背角细胞对伤害性刺激的反应受到抑制；同时，阻断痛觉冲动的产生、传递和感知，调整局部微循环，促进局部组织代谢，改善神经和肌肉的营养状态，从而抑制炎症反应和修复受损神经[10-11]。

3.5.3 配穴研究

翟培杞等[1]运用中医传承辅助系统软件挖掘和分析针灸治疗三叉神经痛的选穴配伍规律，结果显示：承浆，迎香→下关是关联规则置信度比较高的配伍之一。

孟学茹等[5]基于数据挖掘技术分析针灸治疗面瘫的用穴规律，结果显示：承浆是穴位注射治疗面瘫常用的穴位之一，承浆 - 水沟是治疗面瘫置信度比较高的配伍之一。由佳鑫等[12]研究发现，"承浆 + 地仓→合谷"是明清时期针灸治疗面瘫支持度最高的腧穴组合。

3.6 名医传承和临床案例

3.6.1 杨骏[13]

杨骏，教授，第五、第六批全国老中医药专家学术经验继承工作指导老师，善于治疗神经系统疾病及各种疑难病症，尤其善用调神移痛法治疗三叉神经痛。杨骏提出不通则痛、不荣则痛为其关键病机，治疗原则为行气血、调虚实、通经络，选穴上中西互参，将现代神经解剖与传统针灸理论相结合，精选腧穴，穴少义精，而达"四两拨千斤"之效。同时杨骏善于运用针刺手法，强调针刺手法及针刺方向，结合电针、艾灸等方法，大胆创新针灸方案并施于临床，效如桴鼓，极大地提高了针灸的有效性。

3.6.2 临床案例

崔某，女，57 岁，2021 年 1 月 16 日初诊。

主诉： 左侧面颊部疼痛 1 年，加重 2 个月。

现病史： 患者于 1 年前清晨洗漱时出现左侧面颊触电样疼痛，就诊于当地社区诊所，诊断为三叉神经痛，予卡马西平口服治疗后有效，但偶有再发。2 个月前其因过度疲劳后复发，发作时疼痛难忍，自行服用以上药物未见明显缓解，遂就诊于我科。刻下症：左侧面部疼痛，疼痛部位以面颊上、下颌部为主，呈阵发性，发作甚时不能入睡，平素时感头晕，面色少华，纳差，舌淡紫，苔白，脉弦细。

查体： 左侧面部感觉敏感，神经系统检查无异常，视觉模拟评分法（VAS）8 分。

辅助检查： 头颅磁共振未见明显异常。

西医诊断： 三叉神经痛。

中医诊断： 面痛（气虚血瘀）。

治法： 气血双补，活血化瘀。

选穴： 顶颞后斜线下 2/5（对侧）、上关、下关、颧髎、水沟、承浆、印堂、百会、合谷（双）、太冲（双）、足三里（双）、中脘。

操作： 仰卧位，上关、下关采用双针对刺 15～20 分钟，行小幅度捻转法，使针感扩散到整个面部，并在两穴分别接上电针（100Hz、疏密波、低强度）；顶颞后斜线下 2/5 由曲鬓向百会穴方向透刺 10～15 分钟，百会、印堂、合谷、太冲斜刺 8～10mm，且合谷、太冲顺着经脉循行方向进针，中脘、足三里直刺 15～20 分钟，得气后行平补平泻法，留针 30 分钟；同时取 2 段长约 2cm 的艾条，点燃后放于下关穴针柄，中间以小硬纸片隔挡。诊疗结束后，取腕部上 2 穴（腕踝针腕部上 2 进针点），留置一根 0.35mm×40mm 的毫针，以患者自觉针下无任何感觉为度，以医用胶布固定，嘱患者次日自行拔针。隔日治疗 1 次，每周 3 次。

治疗 5 次后，患者左侧面部疼痛减轻，发作频数减少；治疗 4 周后，患者疼痛消失，饮食、睡眠正常。随访 3 个月，未见复发。

病案解读： 患者有三叉神经痛病史，此次因过度疲劳而复发，辨证为气虚血瘀证，故治疗当行气活血，补虚泻实，疏通经络。杨骏依据头面部感觉传导通路和疼痛部位，选取顶颞后斜线下 2/5（对侧）、上关、下关、颧髎、水沟、承浆，可抑制异常的神经冲动；印堂为调神要穴，移神定痛；合谷、太冲分别为手阳明大肠经、足厥阴肝经腧穴，两穴相配调和气血；胃为气血之海、气血生化之源，足三里为胃经下合穴，中脘为胃之募穴，刺之气血双补；针刺同时配合艾灸、电针、腕踝针以巩固疗效。诸法合用，可达行气血、调虚实、通经络之功。

参考文献

［1］ 翟培杞，孙炜，董迹菲，等.针灸治疗三叉神经痛取穴规律文献分析［J］.山东中医药大学学报，2015，39（1）：16-18.

［2］ 陶圣余，徐雯，高照，等.针灸治疗三叉神经痛的用穴规律分析［J］.中国针灸，2016，36（2）：207-211.

［3］ 皮敏，曹雪梅，吴立雄，等.面部腧穴缪刺法治疗原发性三叉神经痛临床观察［J］.江西中医药，2003，34（7）：43-44.

［4］ 赵立富.穴位注射防治三叉神经痛 66 例疗效观察［J］.针灸临床杂志，2004，20（3）：34-35.

［5］ 孟学茹，胡远樟，曹悦，等.基于数据挖掘针灸治疗面瘫用穴规律研究［J］.时珍国医国药，2020，31（8）：2029-2032.

［6］ 董静，周鸿飞.透刺法治疗周围性面瘫常用穴组探析［J］.医学综述，2007，13（24）：2066-2067.

［7］ 于学平，任凤玲，邹伟，等.通调督任针刺法治疗面瘫倒错疗效观察［J］.河南中医，2021，41（3）：437-439.

［8］ 黄晓.针刺治疗面瘫 56 例［J］.陕西中医，1994，15（8）：372.

［9］ 和岚，刘天琪，李晨.针刺神经节、神经孔治疗原发性三叉神经痛的临床研究［J］.中华中医药杂志，2013，28（11）：3449-3451.

［10］ 李莉.电针配合穴位注射治疗三叉神经痛 40 例［J］.云南中医中药杂志，2007，28（1）：25.

［11］ 彭丽辉，陈剑明，黄贵英.芒针深刺下关穴治疗三叉神经痛 46 例［J］.中国针灸，2007，27（6）：433-434.

［12］ 由佳鑫，李丹，王德龙，等.基于关联规则探索明清时期针灸治疗面瘫选穴规律研究［J］.针灸临床杂志，2022，38（3）：45-49.

［13］ 张万林，查必祥，季荣，等.杨骏教授针灸治疗三叉神经痛经验撷要［J］.浙江中医药大学学报，2022，46（1）：74-77.

4. 承泣

4.1 定位

眼球与眶下缘之间，瞳孔直下（图 4-1）。

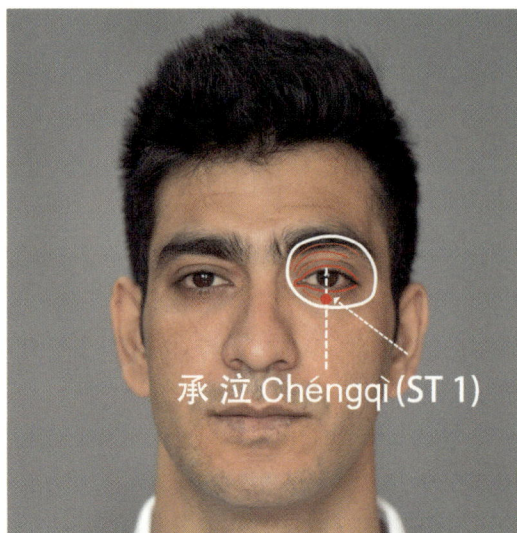

图4-1 承泣穴定位

4.2 体表解剖及取穴

4.2.1 体表解剖

眶下缘（图 4-2）：内侧半为上颌骨，外侧半为颧骨构成，体表可扪及。

4.2.2 取穴

嘱患者取正坐位，双眼直视前方，于瞳孔正下方，眼球与眼眶下缘之间，贴近眶下缘取穴。

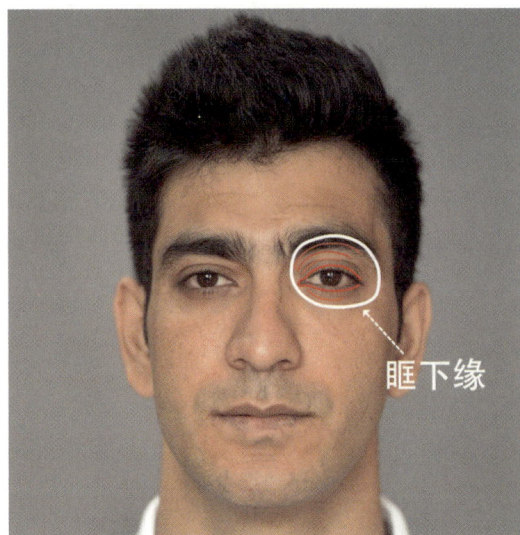

图4-2　眶下缘

4.3　解剖关系

承泣穴处皮肤极薄。皮下组织内有眶下动、静脉皮下支和眶下神经分布，深处依次有眼轮匝肌、眶脂体和眼球下斜肌等结构。

4.4　功能和主治

4.4.1　功能

明目利窍，疏经通络。

4.4.2　主治

主治视神经萎缩，兼治近视眼等疾病。

4.5 临床疗效及机制、配穴研究

4.5.1 临床疗效

4.5.1.1 承泣治疗视神经萎缩疗效显著

赖鹏和张宾等[1-2]采用数据挖掘技术探析视神经萎缩的选穴规律，结果发现承泣是治疗视神经萎缩频率比较高的腧穴之一。何美芹等[3]观察针刺对视神经萎缩患者的临床疗效，针刺组穴取承泣、上睛明、球后、风池等，结果显示：患者针刺后视力较治疗前有显著提高，差异存在统计学意义（P＜0.05）。闫晓玲等[4]观察针刺眼周三穴（睛明、承泣、上明）联合风池穴治疗视神经萎缩的临床疗效，结果显示：治疗组的总有效率达81%，显著高于对照组的52%；与对照组比较，治疗组视力明显改善，差异存在统计学意义（P＜0.05）。

4.5.1.2 承泣辅助治疗近视眼有良效

吴琼等[5]基于数据挖掘技术探讨针刺治疗近视的选穴规律，结果显示承泣是治疗近视眼的常用腧穴之一。韩贯宇等[6]比较穴位电刺激与传统针刺疗法治疗青少年近视的效果，穴位电刺激组穴取攒竹、鱼腰、丝竹空、承泣、睛明、太阳、瞳子髎等，结果显示：与治疗前比较，治疗后两组患者裸眼视力增加、近视度数降低、调节幅度及灵敏度均增高（P＜0.01），两组之间的裸眼视力、近视度数、调节幅度及灵敏度差异无统计学意义（P＞0.05），但穴位电刺激组更简单易行。叶天申等[7]观察电针深刺睛明、承泣治疗青少年近视的临床疗效，两穴针刺深度0.8～1.0寸，电针输出采用疏波，频率约60次/分，结果显示：电针深刺组总有效率为89.0%，显著高于常规针刺组的77.7%，差异存在统计学意义（P＜0.05）。

4.5.2 机制研究

承泣可能提高视神经诱发电位和部分视盘区脉络膜厚度达到治疗作用

闫晓玲等[4]研究针刺眼周三穴（睛明、承泣、上明）联合风池穴治疗视神经萎缩的机制，结果显示：与对照组比较，针刺组平均光敏感度显著增加，平均缺损值显著降低，诱发电位振幅明显增加（$P < 0.05$），推断其治疗与这些因素有关。何美芹等[3]针刺承泣、上睛明、球后、风池等，结果显示：治疗后较治疗前，视盘全周平均、鼻侧、颞下侧脉络膜厚度增加（$P < 0.05$），患者治疗前后视野平均偏差与不同象限视网膜神经纤维层厚度有明显相关性（$P < 0.01$），提示针刺上述四穴可以增加部分视盘区脉络膜厚度，提高视神经萎缩患者的视力。

4.5.3 配穴研究

赖鹏等[1]采用数据挖掘技术探析视神经萎缩的选穴规律，结果发现承泣 - 上明 - 睛明是 8 个有效聚类群集之一。张宾等[2]基于 R 软件分析文献中针灸治疗视神经萎缩穴位的处方规律，结果发现：治疗视神经萎缩的核心组穴为睛明、球后及风池，配以攒竹、承泣、太阳、上明及光明等穴，睛明 - 承泣是治疗视神经萎缩支持度比较高的腧穴组合。

4.6 名医传承和临床案例

4.6.1 赖新生[8]

赖新生，教授，医学博士，主任医师，博士研究生导师，广东省"千百十工程"和广州市优秀中医临床人才研修项目指导老师。赖新生长期从事中医针灸的教学、医疗和科研工作，曾先后师从著名针灸学家司徒铃、靳瑞教授，尽得所传，且博览群经，采集众长，具有丰富的临床经验。其擅长针灸与针药结合治疗过敏性疾病（哮喘、鼻炎、荨麻疹等）和脑病（中风、癫痫、帕金森病、阿尔茨海默病、脑性瘫痪）等，对痛证、不孕不育等疑难杂病也有较好疗效。

4.6.2 临床案例

刘某，男，19 岁，学生，2005 年 10 月 11 日初诊。

主诉： 视力下降 11 月余。

现病史： 患者于 2004 年 11 月始视力下降，即往某医科大学附属医院及某专科医院就诊，拟诊为"急性球后视神经炎？双眼视神经萎缩？"，予口服叶酸、氯化钾缓释片等片剂，肌内注射或静脉滴注维生素 B_1、维生素 B_6、维生素 B_{12}、弥可保、血栓通、悦安欣、路路通等针剂，经 7 个月的治疗后，视力下降未能控制，经完善各种检查后确诊为双眼视神经萎缩。2005 年 5 月 30 日视力检查：右眼，数指 /20cm；左眼，数指 /10cm。眼科检查：双眼前视神经炎症，双视神经苍白水肿，视杯深大，黄斑暗淡。2005 年 9 月 11 日患者前往某中医院针灸科就诊，至 10 月 8 日期间，经针刺治疗（取印堂及双侧承泣、太阳、风池、合谷、足三里等穴）及丹参注射液穴位注射（双侧足三里）治疗后，右眼视力从 0.04 升至 0.06，左眼数指 /20cm，无明显改善，该针灸医生推荐其到赖新生处求医。患者舅舅及姨表弟均有该病史。刻下症：视物模糊，需家人陪伴才可走路、上街，舌淡胖，脉细滑。

西医诊断：双眼视神经萎缩。

中医诊断：视瞻昏渺（肝肾亏虚，目窍萎闭）。

治法：益肾养精，通络明目。

选穴：承泣、上睛明（在睛明穴上 2 分，外 1 分）、养老、合谷、曲池、光明、太冲、三阴交、足三里、太溪。

操作：承泣、上睛明缓慢直刺进针 1.3 寸后留针，不提插和捻转。其他穴位按常规刺法，养老、合谷、曲池、光明、太冲、三阴交用捻转平补平泻法，足三里、太溪用提插补法。留针 30 分钟。穴位注射采用维生素 B_{12} 注射液 250μg、维丁胶性钙注射液 1mL，双侧足三里或曲池，两组穴位交替应用。以上治疗每周 2 次，6 次为 1 个疗程，每个疗程间隔 15 天。

首次治疗后患者即觉眼部舒适，当晚可看到 50cm 远的手机图像。至 2005 年 11 月 3 日第一疗程完成，患者自觉视力明显改善，眼科检查视力，右眼 0.08，左眼 0.1，矫正欠理想；眼底检查示视盘边清，色淡白，生理凹陷清晰可见，右＞左，网膜血管行径尚好，黄斑暗，中心点欠清，双眼视神经萎缩。2005 年 12 月 8 日开始第 2 疗程，2005 年 12 月 27 日该疗程治疗结束，患者自觉视力进一步改善，视力复查示右眼 0.1、左眼 0.2，已能看书及看电视，能看清道路并自行上街购物。其后继续治疗 3 个疗程。

2006 年 6 月 6 日复查视力：右眼 0.6，左眼 0.9。2007 年 4 月 26 日随访，

疗效稳定。

病案解读： 视神经萎缩目前尚无满意的治疗药物。针灸治疗有一定疗效，但因容易伤及眼球和血管而有一定的难度。究上述病例疗效不佳之因，乃眼区进针深度不够，未达病所，未能通调眼部之气血。赖新生凭其高超的技术和对患者高度的责任感，眼区腧穴比常规刺法深了几分，进针达1.3寸，直达病所，使萎闭之目窍得以疏通，疗效堪奇。由此可见，对于一些难治性疾病，在用常规方法治疗效果不理想时，要大胆探索，选择一些更有效的穴位。如本病，赖新生不用睛明穴而用其治疗视神经萎缩的经验效穴，即上睛明这一独创的穴位，是因针睛明穴容易伤及血管，且疗效不如上睛明。对于眼区穴位，针刺深度不够难以达到理想的疗效，但要针刺1.3寸，也不能盲目，须胆大心细，因存在一定风险，必须有精湛的针术和高度的责任感。赖新生强调针刺眼部穴位时应掌握"正指直刺，无针左右"的基本原则，而且要将"治神"贯穿整个针刺治疗过程，操作时要专心致志，心无旁骛，所谓"神在秋毫，属意病者"。

参考文献

［1］ 赖鹏,熊坚,邹思婷,等.基于数字挖掘技术探析针刺治疗视神经萎缩规律［J］.广西中医药大学学报,2020,23（4）：114-119.

［2］ 张宾,綦向军,陈国铭,等.基于R语言的针灸治疗视神经萎缩组穴规律分析［J］.针灸临床杂志,2021,37（3）：54-58.

［3］ 何美芹,李志勇,危平辉,等.针刺对视神经萎缩患者视网膜及脉络膜厚度的影响［J］.中国针灸,2022,42（3）：267-270.

［4］ 闫晓玲,韦企平,李丽,等.针刺眼周三穴联合风池穴治疗视神经萎缩的临床疗效分析［J］.北京中医药大学学报,2014,37（6）：420-423.

［5］ 吴琼,周剑,韦企平,等.基于数据挖掘技术探讨针刺治疗近视的选穴规律［J］.针灸临床杂志,2021,37（10）：52-58.

［6］ 韩贯宇,解孝锋,吴建峰,等.穴位电刺激与传统针刺疗法治疗青少年近视效果对比观察［J］.山东医药,2016,56（30）：69-71.

［7］ 叶天申,蒋松鹤.电针深刺睛明、承泣治疗青少年近视［J］.中西医结合眼科杂志,1996,14（2）：94-95.

［8］ 林少贞.赖新生教授治疗视神经萎缩经验［J］.上海针灸杂志,2008,27（7）：1-2.

5. 大椎

5.1 定位

第 7 颈椎棘突下凹陷中，后正中线上（图 5-1）。

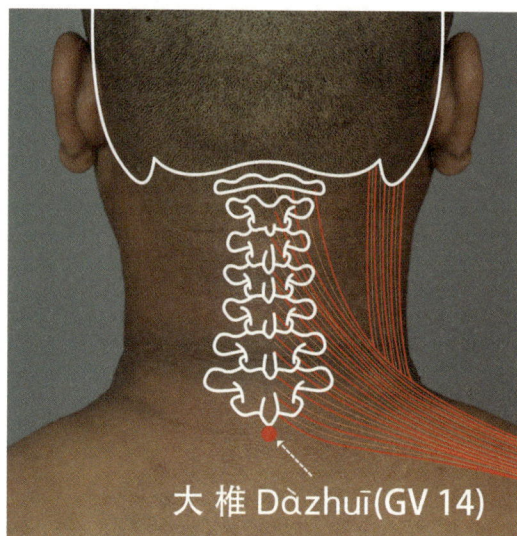

图5-1 大椎穴定位

5.2 体表解剖及取穴

5.2.1 体表解剖

第 7 颈椎棘突（图 5-2）：第 7 颈椎又称隆椎，其棘突长而明显，头颈前屈时于颈后正中线下部可触及明显骨性凸起即为第 7 颈椎棘突。

5.2.2 取穴

嘱患者取正坐位，尽量低头，后背挺直，不要随颈部向前弯曲，在颈后部下端可触摸到第 7 颈椎棘突形成的凸起，该凸起下的凹陷处即为大椎穴。

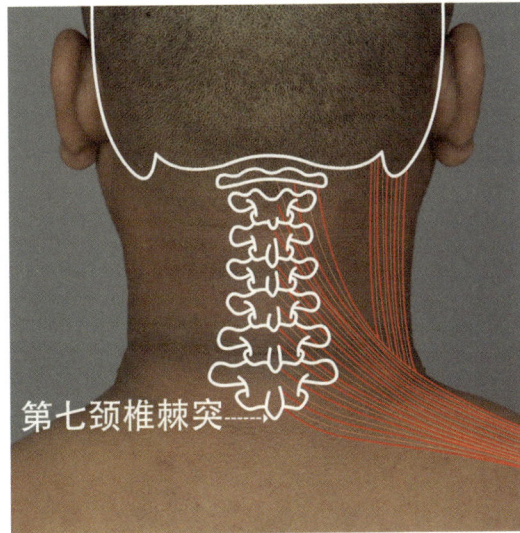

图5-2　第7颈椎棘突

5.3　解剖关系

大椎穴在棘上韧带和棘间韧带中，有颈横动脉分支、棘间皮下静脉丛及第 8 颈神经皮支分布，深部有脊髓。

5.4　功能和主治

5.4.1　功能

祛风散寒，温阳解痉。

5.4.2　主治

主治神经根型颈椎病，兼治过敏性鼻炎等疾病。

5.5 临床疗效及机制、配穴研究

5.5.1 临床疗效

5.5.1.1 在安全深度范围内深刺大椎可以提高颈椎病疗效

郭浪涛等[1-3]研究针刺治疗颈椎病取穴规律，结果显示大椎是治疗颈椎病的常用穴位之一。李亚东等[4]采用应用计算机断层扫描（CT）测量大椎研究大椎的安全深度，结果显示：大椎瘦人组为（32.86±3.96）mm，适中人组（37.76±4.91）mm，胖人组（47.93±5.30）mm。辛国明[5]观察深刺大椎穴联合整脊推拿治疗神经根型颈椎病的临床效果，大椎针刺深度达1.5～2寸，结果显示：观察组缓解率93.33%，显著高于对照组的73.33%，差异有统计学意义（$P < 0.05$）。丁净等[6]观察深刺大椎穴联合整脊推拿治疗神经根型颈椎病的疗效，对照组予传统针刺治疗，大椎穴常规针刺，治疗组给予深刺大椎穴1.5～2寸联合整脊推拿治疗，结果显示：治疗组有效率95.06%，明显优于对照组的79.01%，差异具有统计学意义（$P < 0.05$）。

5.5.1.2 治疗过敏性鼻炎有良效

马欣等[7]采用数据挖掘技术研究穴位敷贴治疗过敏性鼻炎的选穴规律，结果发现大椎是穴位敷贴治疗过敏性鼻炎的常用穴位之一，频次仅次于肺俞穴。王培育等[8]观察以邵氏"五针法"为主治疗过敏性鼻炎的临床疗效，五针法组穴取肺俞（双）、大椎、风门（双），结果显示：五针法组显效率为52.90%，显著高于对照组的23.53%，差异有统计学意义（$P < 0.05$）。曹文忠等[9]观察针刺联合大椎穴施以三重法防治变应性鼻炎的临床疗效，三重法组在针刺的基础上，于大椎穴施重刺络、重拔罐、重艾灸之三重法，结果显示：针刺联合三重法组总有效率为92.5%，明显优于针药组的65.0%，差异有统计学意义（$P < 0.05$）。

5.5.2 机制研究

5.5.2.1 灸大椎穴可能通过细胞信号通路调控细胞凋亡

蔡慧倩等[10]采取温和灸大椎穴研究其治疗神经根型颈椎病大鼠的机

制，结果显示：温和灸大椎穴治疗神经根型颈椎病可能与上调 Beclin-1、Bcl-2 表达，激活细胞的自噬，抑制细胞凋亡有关。覃美相等[11]研究温和灸大椎治疗神经根型颈椎病的机制，结果显示可能与上调微管相关蛋白轻链 3（LC3）的自噬水平，从而抑制 Bax 促凋亡蛋白表达，减少细胞凋亡，修复神经损伤有关。张熙等[12]通过观察温和灸干预治疗后神经根型颈椎病模型大鼠内质网应激（ERS）介导的神经细胞自噬与凋亡因子表达的变化，发现其可能与激活细胞自噬，缓解内质网应激水平，抑制细胞凋亡有关。

5.5.2.2 穴位敷贴大椎可以降低嗜酸性粒细胞，减轻炎症反应

有研究[13-15]在小鼠大椎穴进行穴位敷贴，观察其嗜酸性粒细胞、脾淋巴细胞特异性增殖和特异性免疫球蛋白 E（IgE）的影响，结果发现：穴位敷贴组小鼠鼻黏膜嗜酸性粒细胞浸润、脾淋巴细胞特异性增殖指数和特异性 IgE 较模型组显著减轻，差异存在统计学意义（$P < 0.05$），提示敷贴大椎穴可能通过降低嗜酸性粒细胞、脾淋巴细胞特异性增殖指数和特异性 IgE 达到治疗过敏性鼻炎的作用。吴春晓等[16]研究针刺大椎、肺俞、肾俞的穴位组合对大鼠变应性鼻炎的机制，结果显示：针刺组的黏膜水肿、嗜酸性粒细胞浸润显著低于模型组，差异存在统计学意义（$P < 0.05$），提示针刺大椎等穴可减少变应性鼻炎模型大鼠鼻黏膜中嗜酸性粒细胞的含量，减轻变应性炎症反应。

5.5.3 配穴研究

张林子等[3, 17]通过基于数据挖掘的针刺治疗神经根型颈椎病腧穴配伍规律研究，发现颈夹脊 - 大椎是治疗神经根型颈椎病常用的腧穴配伍组合，大椎、风池、颈夹脊是置信度较高的组合。张海华等[18]通过数据挖掘研究颈型颈椎病的腧穴配伍规律，结果显示大椎 - 风池为针灸治疗颈型颈椎病针灸处方优选配伍组合。

马欣和潘亚辉等[7, 19]发现大椎 - 肺俞是治疗过敏性鼻炎使用频率最高的腧穴配伍。马欣和韩东岳等[7, 20]研究发现治疗过敏性鼻炎的核心处方为肺俞、大椎、肾俞、脾俞、风门、膏肓。

5.6 名医传承和临床案例

5.6.1 孙申田[21]

孙申田，教授，首届全国名中医。其在长期的临床实践中逐渐形成了独具特色的针灸学术思想，认为神经根型颈椎病的发生与颈部肌肉劳损、气血不达有关，病变多累及督脉、手三阳经及足太阳、少阳经；大椎穴为阳脉所聚之处，可升一身之清阳，配合诸穴，可共畅督脉及三阳经气，是治疗神经根型颈椎病的重要穴位，治疗时应注重手法及特殊针法的应用。

5.6.2 临床案例

李某，女，42 岁，2003 年 11 月 15 日初诊。

主诉：颈项部疼痛反复发作 3 年余，加重半个月。

现病史：该患者颈项部疼痛反复发作已 3 年余，常感右上肢麻木，以拇、食指为重。半个月前因劳累后症状加重，颈项疼痛连及后背，右侧后头部麻木，右上肢亦感酸痛不适，采用牵引、按摩等方法治疗半个月，效果不显。X 线检查显示颈椎生理曲度消失，C4～C6 椎体前缘唇样骨质增生，C5～C6 椎间隙变窄。刻下症：颈项部疼痛，右上肢麻木，伴睡眠不佳，大便干燥，舌质暗红，舌苔白，脉弦细。

查体：颈项部僵硬，右侧 C4～C6 压痛明显，引颈试验（＋），右侧乳突与枕外隆凸连线中点无压痛点，右侧枕神经分布区感觉正常。

西医诊断：颈椎病（神经根型）。

中医诊断：痛痹（气血不足）。

治法：补益气血，疏经通脉。

选穴：大椎、百会、风池（双侧）、C4～C6 夹脊穴（双侧），配以肩髃（右侧）、曲池（右侧）、外关（右侧）、中渚（右侧）。

操作：大椎穴直刺 1～1.5 寸深，以得气为度，不提插捻转；百会穴手法要求捻转稍加提插，由徐到疾，捻转速度在 200r/min 以上，连续 3～5 分钟；C4～C6 夹脊穴要求直刺 2～2.5 寸深，刺入两棘突之间，接近神经根处，使针感传向上肢末端，其效最佳，以得气为度，不提插捻转。其余腧穴常规针刺，施以平补平泻手法，诸穴得气后使用 G6805-Ⅱ型电麻仪，连续波刺激 20 分钟，强度以患者耐受为度。每日 1 次，针灸 8 次，后患者痊愈。

　　病案解读：孙申田认为本案患者颈项部疼痛，右上肢麻木，病位在督脉、手三阳及足太阳经，而大椎穴是督脉要穴，内通督脉，外走三阳经，既可以调节本经经气，又可以调节三阳经之经气；同时大椎穴是颈项之门户，气血经络皆由此而过，针灸大椎可温阳通经，调节经络气血运行。本案中，孙申田以大椎为主穴，配合百会、风池、C4～C6 夹脊穴，并配以肩髃、曲池、外关、中渚，诸穴合用，使经脉通，气血调，则诸症除，收效显著。

参考文献

［1］ 郭浪涛，张豪斌，刘朝，等．针刺治疗颈椎病取穴规律的文献分析［J］．中国中医基础医学杂志，2017，23（7）：989-991.

［2］ 钟晓莹，吴立群，陈睿哲，等．基于数据挖掘技术探析针灸治疗椎动脉型颈椎病随机对照临床试验的选穴规律［J］．世界中医药，2019，14（10）：2573-2577.

［3］ 张林子，吴立群，陈睿哲，等．基于数据挖掘的针刺治疗神经根型颈椎病选穴规律分析［J］．中国针灸，2020，40（11）：1259-1262.

［4］ 李亚东，杨松堤，李健男，等．应用 CT 测量大椎、肩中俞、悬枢、命门的针刺深度的研究［J］．中国针灸，2005，25（12）：863-864.

［5］ 辛国明．深刺大椎穴联合整脊推拿治疗神经根型颈椎病临床分析［J］．中国医药指南，2021，19（35）：118-119.

［6］ 丁净，曾光．深刺大椎穴联合整脊推拿治疗神经根型颈椎病临床研究［J］．中医学报，2018，33（4）：676-681.

［7］ 马欣，张琼琼，薛玺情，等．穴位贴敷治疗过敏性鼻炎的取穴用药规律研究［J］．世界科学技术 - 中医药现代化，2019，21（4）：731-737.

［8］ 王培育，陈晨，张君，等．邵氏"五针法"为主治疗过敏性鼻炎 34 例［J］．中医研究，2016，29（12）：52-54.

［9］ 曹文忠，李爱敏，庞文儒，等．大椎穴施以三重法防治变应性鼻炎及对血清 SP、IL-4 的影响［J］．上海针灸杂志，2016，35（2）：134-138.

［10］ 蔡慧倩，粟胜勇，张熙，等．温和灸对神经根型颈椎病大鼠脊髓 Beclin-1/Bcl-2 表达的影响［J］．针刺研究，2020，45（10）：799-805.

［11］ 覃美相，粟胜勇，张熙，等 . 温和灸对神经根型颈椎病大鼠脊髓组织 LC3/ Bax 表达的影响［J］. 针刺研究，2022，47（3）：244-249.

［12］ 张熙，粟胜勇，蔡慧倩，等 . 温和灸对神经根型颈椎病大鼠 ERS 介导的神经细胞自噬与凋亡的影响［J］. 世界科学技术 - 中医药现代化，2021，23（4）：1286-1292.

［13］ 陈劼，岳延荣，赖新生 . 穴位敷贴对变态反应性鼻炎小鼠鼻黏膜病理学变化的影响［J］. 广州中医药大学学报，2006，23（6）：518-521.

［14］ 陈劼，赖新生，唐纯志 . 穴位敷贴对过敏性鼻炎小鼠脾淋巴细胞特异性增殖的影响［J］. 广州中医药大学学报，2011，28（3）：243-245.

［15］ 陈劼，杨挺，赖新生，等 . 穴位敷贴对过敏性鼻炎小鼠血细胞分类和血清 SIgE 的影响［J］. 广州中医药大学学报，2008，25（4）：304-306.

［16］ 吴春晓，陈莹，陈静，等 . 针刺对变应性鼻炎模型大鼠的治疗作用及其机理研究［J］. 江苏中医药，2013，45（12）：69-71.

［17］ 孙璐璐，海英 . 针刺治疗神经根型颈椎病的选穴规律探析——基于国内文献研究［J］. 亚太传统医药，2021，17（5）：148-152.

［18］ 张海华，黄润泽，李知行，等 . 基于数据挖掘针灸治疗颈型颈椎病用穴规律探究［J］. 针灸临床杂志，2016，32（9）：81-85.

［19］ 潘亚辉，李姝婧，李文元，等 . 穴位贴敷治疗过敏性鼻炎经穴规律研究［J］. 山东中医药大学学报，2019，43（1）：41-44.

［20］ 韩东岳，刘畅，郗丽丽，等 . 基于数据挖掘技术的穴位贴敷治疗过敏性鼻炎的选穴与用药规律分析［J］. 中国针灸，2015，35（11）：1177-1180.

［21］ 孙忠人，王玉琳，张瑞 . 孙申田针灸医案精选［M］. 北京：中国中医药出版社，2012：65-67.

6. 风池

6.1 定位

枕骨之下，胸锁乳突肌上端与斜方肌上端之间的凹陷中（图 6-1）。

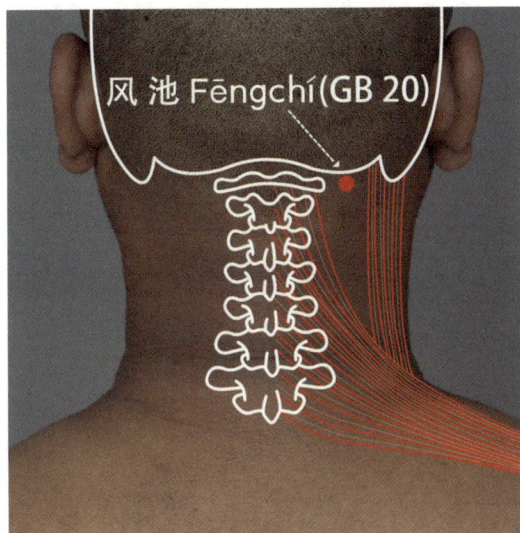

图6-1 风池穴定位

6.2 体表解剖及取穴

6.2.1 体表解剖（图 6-2）

胸锁乳突肌：位于颈部两侧。其有两头，分别起自胸骨柄前面和锁骨的胸骨端，会合斜向后上方，止于颞骨的乳突外面及上项线外侧 1/3。在体表，可以看到其完整的轮廓。

斜方肌：位于项部和背部，一侧呈三角形，左右两侧相合呈斜方形，起于枕外隆凸、上项线、项韧带、第 7 颈椎棘突及全部胸椎棘突。纤维分上、中、下三部分，止于锁骨外侧 1/3、肩胛冈和肩峰。斜方肌位于项部的肌束与深处的夹肌、半棘肌等在后正中线两侧形成纵向隆起。

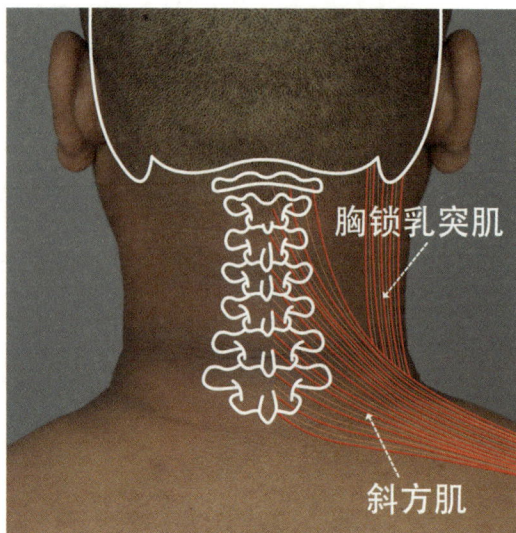

图6-2　胸锁乳突肌和斜方肌

6.2.2　取穴

嘱患者取正坐或俯卧位，在项部上方外侧可见由胸锁乳突肌和斜方肌上端形成的两条肌性隆起，两隆起之间约平齐耳垂的最凹陷处即为风池穴。

6.3　解剖关系

风池穴处位于胸锁乳突肌和斜方肌附着处之间，皮下有枕动脉分支、枕静脉属支、颈神经皮支枕小神经分支分布。深层为头夹肌。

6.4　功能和主治

6.4.1　功能

清利头目，息风通络。

6.4.2　主治

主治偏头痛，兼治吞咽困难等疾病。

6.5　临床疗效及机制、配穴研究

6.5.1　临床疗效

6.5.1.1　安全深度范围内深刺风池治疗偏头痛效果更佳

韩鹏和赵凌等[1-2]采用复杂网络技术分析针灸治疗偏头痛的选穴规律，结果显示风池穴是使用频率最高的腧穴。方继良等[3]研究在 CT 定位下风池穴不同方向的安全进针深度，结果显示：男性安全深度是（56.50±6.55）mm（内眦方向），（58.95±6.72）mm（鼻尖方向）；女性安全深度是（45.07±2.17）mm（内眦方向），（48.13±1.62）mm（鼻尖方向）。邓伟哲等[4]观察不同深度针刺风池穴对偏头痛的临床疗效，深刺组患者取坐位，针尖向对侧目内眦，深度 45～55mm，手法用捻转平补平泻法，结果显示：深刺组治疗偏头痛总有效率达 100%，显著高于普通针刺组（91.7%）和对照组（75.0%），差异存在统计学意义（P＜0.05）。张博等[5]观察以深刺为主治疗普通型偏头痛的临床疗效，深刺组患者取坐位，针刺风池穴时，针尖向对侧目内眦直刺 1.5 寸，行捻转平补平泻法，结果显示：治疗组的总有效率达 93.3%，显著高于常规针刺组（80.0%）和西药组（73.3%），差异有统计学意义（P＜0.05）。

6.5.1.2　针刺风池治疗脑卒中吞咽困难有良效

韩榕等[6]归纳总结针灸治疗中风后吞咽障碍的临床应用规律，结果显示风池是治疗中风后吞咽障碍频率最高的穴位之一，仅次于廉泉。赵海丰等[7]观察不同深度针刺风池、翳风穴治疗脑卒中后吞咽障碍的临床疗效，深刺组风池深刺（深度达到 1 寸），结果显示：深刺组总有效率达 97.78%，显著高于对照组（86.67%），差异有统计学意义（P＜0.05）。张晓霞等[8]观察"风三针"针刺疗法在治疗中风后吞咽障碍的临床疗效，治疗组在进行吞咽康复训练后予风三针针刺治疗，穴取风池、风府、翳风，结果显示：治疗组的总有效率达 93.33%，显著高于对照组的 70.00%，差异有统计学意义（$P < 0.05$）。

6.5.2 机制研究

6.5.2.1 针刺风池抑制神经中枢敏化

研究表明偏头痛是包括中脑导水管周围灰质（PAG）在内的脊/延髓上中枢神经发生敏化的外在征象，是偏头痛迁延持续及向慢性化进展的独立危险因素[9-10]。裴培等[11]观察电针"风池"对反复发作性偏头痛大鼠行为学、PAG 小胶质细胞激活及嘌呤能离子通道型受体 7（P2X7R）表达的影响，探讨电针抗偏头痛中枢敏化的可能机制，结果显示：电针组的大鼠 PAG 区离子钙接头蛋白（Iba）-1 阳性细胞数减少（$P < 0.05$），Iba-1、白细胞介素（IL）-1β 及 P2X7R 蛋白表达水平均显著降低（$P < 0.05$），提示针刺风池穴可能通过抑制 PAG 区 P2X7R 介导的小胶质细胞激活而达到显著改善偏头痛大鼠皮肤异常性疼痛的目的。

6.5.2.2 针刺风池调控血管收缩和舒张，减轻神经源性炎症

神经源性炎症是偏头痛发作期的重要病理机制，降钙素基因相关肽（CGRP）可通过 CGRP 受体作用于颅内血管内膜和中膜，引起钙离子（Ca^{2+}）、三磷酸鸟苷（GTP）依赖 G 蛋白的改变，从而强烈舒张脑血管，并刺激三叉神经，引起头痛发作。王荜生等[12]研究针刺风池穴对神经源性炎症反应大鼠脑膜中动脉降钙素受体样受体（CRLR）影响，结果显示：神经源性炎症模型大鼠脑膜中动脉 CRLR 表达明显增多，针刺风池穴可明显抑制 CRLR 的表达，从而达到镇痛作用。宋伯骐等[13]观察针刺风池、外关、阳陵泉对硝酸甘油（NTG）诱导的偏头痛大鼠核因子-κB（NF-κB）信号通路关键因子的影响，探讨针刺治疗偏头痛可能的作用机制，结果显示：针刺风池、外关、阳陵泉能够减轻偏头痛大鼠的疼痛程度，有效下调脑膜及三叉神经脊束核中 NF-κB P65、IκB 激酶（IKKβ）、NF-κB 抑制蛋白（IκB）α 的蛋白含量与基因表达，调节调整血管的异常收缩和舒张状态，

减轻三叉神经系统的神经源性炎症，抑制痛觉从外周向中枢的传导，从而达到治疗偏头痛的目的。

6.5.3 配穴研究

韩鹏等[1]采用复杂网络技术分析针灸治疗偏头痛的腧穴配伍规律，结果显示置信度最高的配伍是风池 - 太阳，通过复杂网络拓扑结构分析发现风池、太阳等 17 个腧穴为针灸治疗偏头痛的核心节点腧穴。赵凌等[2]基于数据挖掘技术分析历代针灸治疗偏头痛的用穴特点，结果发现风池 - 百会是置信度和支持最高的腧穴组合。

韩榕等[6]归纳总结针灸治疗中风后吞咽障碍的临床应用规律，结果显示关联性最高的是风池、廉泉、金津与玉液。

6.6　名医传承和临床案例

6.6.1 贾成文[14]

贾成文，教授，陕西省名中医，硕士研究生导师，在脑血管疾病、神经精神系统疾病等常见病、疑难病方面有独到见解。贾成文治疗原发性偏头痛强调：第一，欲知所主，先明其因，辨病由、明病因始终为临床治病第一要义；第二，风邪侵上，寒袭阳位，而风邪外侵，头又最易受攻，风喜伤人，常先攻于阳位，风寒之邪是原发性偏头痛的主要病因；第三，方由法出，穴宜精少，应通过准确的诊断、患者体质、穴性等综合因素选穴，穴位选择贵在精而不在多，穴少效显才是取穴的目的。其在临床上常选风池、印堂、率谷、列缺、太阳。

6.6.2 临床案例

胡某，女，21 岁，学生，2017 年 11 月 20 初诊。

主诉：左侧头痛 1 天。

现病史：患者因昨日天气突变，外出后出现左侧头部疼痛，疼痛呈抽痛性，以左颞疼痛明显，经自行服用布洛芬后疼痛未减，恰逢贾成文在此门诊，遂来门诊问治。刻下症：左颞部疼痛，平素时有左侧头部隐痛，无明显压痛点，有跳动感，伴有发热恶寒，鼻塞不利，头晕，左眼迎风流泪，时欲呕吐，昨日夜间因头痛睡眠极差，食纳差，大小便尚正常。舌淡，苔薄白，脉浮紧。

西医诊断： 原发性偏头痛。

中医诊断： 偏头痛（外感风寒）。

治法： 祛风散寒，通络止痛。

选穴： 风池、印堂、率谷、列缺、太阳。

操作： 针风池穴时，针尖朝向喉结处，浅刺 0.5～0.8 寸，不可向上或向内深刺，快速进针，捻转泻法，使针感向头顶部放射最佳；太阳穴斜刺，针刺朝向率谷；率谷针尖朝向痛处，若痛点不明显则朝向风池穴，印堂提捏进针，痛侧列缺以针尖朝向躯干部为佳，率谷、印堂、列缺皆用平刺，针尖与皮肤成 10°～15° 夹角进针，快速进针，刺在皮下，再辅以捻转泻法以祛风散寒。

针刺 3 分钟左右，患者随即感觉疼痛大减，头目清晰，复留针 30 分钟后，疼痛竟完全消失。

病案解读： 贾成文在临床诊疗原发性偏头痛时，强调三点可达良效：一是针刺为要，在于治神，医者既要注重患者的神情变化，又要仔细体会针下"得气"之感，守住经气，再随病情施以手法，方能"气至病所"，达到治病目的；二是慎守病机，早期诊断，依病机立法，按法及时施治，以截断疾病传变的途径；三是邪浅刺浅，一针多穴，治疗偏头痛时多采用浅刺、透刺相结合的方法，如针风池穴时针尖朝向喉结处，太阳穴斜刺，针刺朝向率谷，率谷则针尖朝向痛处，痛侧列缺针尖朝向躯干部。贾成文治疗偏头痛注重辨证论治，穴少而精，见效快，复发率低，不但减轻患者的痛苦，节约治疗成本，减轻患者的心理压力，而且减少患者对药物的依赖性，以及药物的不良反应给患者带来的其他不良影响。

参考文献

[1] 韩鹏，温静，吴慧慧，等.基于复杂网络探析针灸治疗偏头痛的腧穴配伍规律[J].针刺研究，2022，47（2）：171-176.

［2］ 赵凌，任玉兰，梁繁荣．基于数据挖掘技术分析历代针灸治疗偏头痛的用穴特点［J］．中国针灸，2009，29（6）：467-472.

［3］ 方继良，王映辉，张民，等．CT定位下风池穴安全进针深度初步研究［J］．中国针灸，2000（9）：37-38.

［4］ 邓伟哲，杨志欣．深刺风池穴为主治疗偏头痛临床观察［J］．中国针灸，2002，22（10）：661-662.

［5］ 张博，董微．深刺为主治疗普通型偏头痛的临床研究［J］．中国医药指南，2013，11（21）：305-306.

［6］ 韩榕，黄琴峰，李茜莹，等．针灸治疗中风后吞咽障碍临床规律分析［J］．针灸临床杂志，2020，36（5）：48-55.

［7］ 赵海丰，王立恒，伊璠．不同深度针刺风池、翳风穴治疗脑卒中后吞咽障碍的临床随机对照研究［J］．世界中西医结合杂志，2021，16（3）：522-526.

［8］ 张晓霞，杨峥，赵亭．风三针治疗中风后吞咽障碍临床研究［J］．陕西中医，2020，41（10）：1504-1506.

［9］ Louter M A，Bosker J E，Van Oosterhout W P，et al. Cutaneous allodynia as a predictor of migraine chronification［J］. Brain，2013，136（Pt 11）：3489-3496.

［10］ Bigal M E，Ashina S，Burstein R，et al. Prevalence and characteristics of allodynia in headache sufferers：a population study［J］. Neurology，2008，70（17）：1525-1533.

［11］ 裴培，陈怀珍，崔圣玮，等．电针对偏头痛大鼠行为学及中脑导水管周围灰质小胶质细胞激活和P2X7受体表达的影响［J］．针刺研究，2022，47（12）：1054-1059.

［12］ 王革生，张允岭，王爱成，等．针刺风池穴对神经源性炎症反应大鼠脑膜中动脉降钙素受体样受体的影响免疫荧光研究［J］．中华中医药杂志，2011，26（6）：1312-1314.

［13］ 宋伯骐，张亚兰，王乾娜，等．针刺风池、外关、阳陵泉对偏头痛模型大鼠NF-κB P65、IKKβ、IκBα的影响［J］．湖南中医药大学学报，2021，41（9）：1350-1355.

［14］ 杜怀锋，贾成文．贾成文教授治疗原发性偏头痛临床经验总结［J］．现代中医药，2020，40（2）：53-56.

7. 风府

7.1 定位

枕外隆凸直下，两侧斜方肌之间的凹陷中，即后发际正中直上 1 寸（图 7-1）。

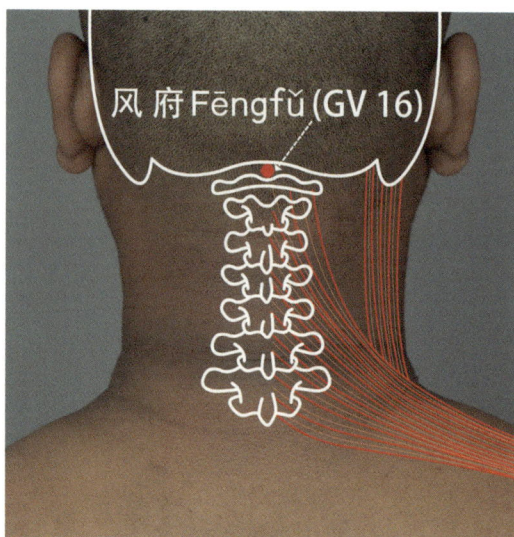

图7-1 风府穴定位

7.2 体表解剖及取穴

7.2.1 体表解剖（图 7-2）

枕外隆凸：见百会穴。

斜方肌：详见风池穴。

7.2.2 取穴

嘱患者取正坐或俯卧位，头稍低，从枕外隆凸垂直向下沿项后正中线触摸，于头项交接处，可扪及两侧斜方肌形成的隆起之间有一凹陷，即为风府穴，此穴大概位于左右风池穴连线中点处。

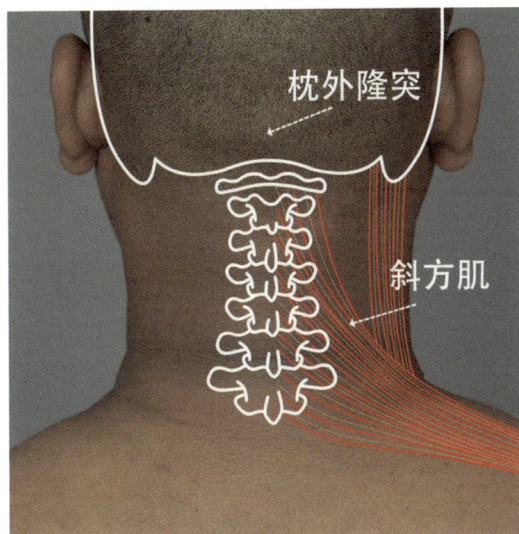

图7-2 枕外隆凸和斜方肌

7.3 解剖关系

风府穴位于枕骨和第1颈椎（寰椎）之间，皮肤与皮下组织内有枕大神经（第2颈神经后支）与第3枕神经（第3颈神经后支）分布。深处依次有斜方肌、头夹肌、头后大直肌、寰枕后膜、脊髓被膜、脊髓等结构。该穴处头夹肌深面有枕动、静脉走行，寰枕后膜处有椎动脉穿行，经枕骨大孔进入颅腔。

7.4 功能和主治

7.4.1 功能

清热息风，醒脑开窍。

7.4.2　主治

主治卒中后吞咽障碍，兼治颈椎病等疾病。

7.5　临床疗效及机制、配穴研究

7.5.1　临床疗效

7.5.1.1　针刺风府穴治疗脑卒中后吞咽障碍效果较佳

有研究[1-2]应用数据挖掘技术对针灸治疗卒中后吞咽障碍的取穴规律进行分析，结果显示风府是治疗脑卒中后最常用的腧穴之一。林茜等[3]观察针刺对中风后吞咽障碍患者咽部运动、感觉功能及渗透 - 误吸情况的影响，观察组在此基础上于廉泉、风府、翳风行针刺治疗，结果显示：观察组的总有效率达93.3%，显著高于对照组的73.3%，差异有统计学意义（$P<0.05$）。张晓霞等[4]观察"风三针"针刺疗法在治疗中风后吞咽障碍的临床疗效，治疗组先进行吞咽康复的训练，后进行风三针针刺疗法，结果显示：治疗组总有效率为93.33%，显著高于对照组的70.00%，差异有统计学意义（$P<0.05$）。

7.5.1.2　低频电针针刺风府治疗脑卒中后吞咽障碍效果较佳

有研究[5-6]表明，低频电针更易激活调控吞咽反射运动的脑干。周俊等[7]观察比较低频电针与高频电针针刺风府穴治疗脑卒中后吞咽障碍的临床疗效，低频组和高频组在对照组的基础上以风府穴为主穴，分别以低频（2Hz）和高频（100Hz）电针刺激，结果显示：高频组的总有效率达90.63%，显著高于低频组的75.00%和对照组的53.13%，差异有统计意义（$P<0.05$），且高频组和低频组肺炎发生率及治疗后的数字评分量表（NRS）2002评分均低于对照组，差异均有统计学意义（$P<0.05$）。陈丹等[8]利用超声对比观察针刺联合康复训练与低频电联合康复训练治疗卒中后假性延髓麻痹吞咽障碍的临床疗效差异，观察组穴取舌三针和风池、风府穴，得气后舌二针及舌三针加电针，施以疏密波型，2Hz/10Hz/100Hz周期性自动

变化，结果显示：两组患者标准吞咽功能评价量表（SSA）均低于治疗前，电视透视吞咽功能检查（VFSS）评分均高于治疗前（$P<0.05$），且观察组评分均优于对照组（$P<0.05$）；两组患者舌骨 - 甲状软骨间距离缩短率均高于治疗前（$P<0.05$），且观察组高于对照组（$P<0.05$）。其提示，针刺联合康复训练和低频电联合康复训练均可治疗卒中后假性延髓麻痹吞咽障碍，且针刺联合康复训练效果更佳。

7.5.1.3 针刺风府治疗颈椎病有良效

有研究[9-11]表明，风府是治疗颈椎病特别是椎动脉型颈椎病的常用穴位之一。蔡玉梅等[12]观察项五针治疗椎动脉型颈椎病的临床疗效，项五针组穴取风池（双）、风府、风府和风池连线的中点处（双）、合谷、太冲，结果显示：项五针组的痊愈率达54.2%，显著高于对照组的23.5%，差异有统计学意义（$P<0.05$）。张健等[13]观察"三风一针"法结合热敏灸治疗椎动脉型颈椎病的临床疗效，治疗组采用"三风一针"法结合热敏灸治疗，穴取风府、风池、翳风，热敏灸选穴椎动脉型颈椎病患者腧穴热敏高发部位，如百会、风府、风池、大椎，结果显示：治疗组总有效率90.0%，显著高于对照组的63.3%，差异有统计学意义（$P<0.05$）。

7.5.2 机制研究

针刺风府穴能够刺激大脑皮层的功能活动，加快信息传递。诱发吞咽活动，增加吞咽频次

杨鸽[14]发现在生理状态下，采用时长15分钟、频率为2Hz、电流为（1.34 ± 0.56）mA的电针参数（受试者最大耐受限度）刺激风府、廉泉，结果发现：在生理状况下，电针任脉廉泉、督脉风府对阈强度经皮磁刺激左、右侧迷走神经所诱发的脑干吞咽反射有一定的兴奋性调节作用。汤小荣[15]发现电针风府、廉泉可显著增强人类双侧吞咽运动皮层的兴奋性，靶点肌肉是下颌舌骨肌。游惠[16]发现电针刺激风府、廉泉可激发麻醉状态下的大鼠的吞咽运动，诱发下颌舌骨肌的肌电释放，电针刺激风府、廉泉还可使大鼠孤束核内 5-HT_{1A}（5- 羟色胺的亚型）受体的阳性表达显著增加。

7.5.3 配穴研究

有研究[2]表明，金津-玉液-风府是治疗脑卒中后吞咽困难支持度比较高的配伍之一。有研究[17]表明，风府-大椎、百会-大椎-风府、水沟-大椎-风府-百会分别是治疗脑卒中后吞咽困难支持度、置信度比较高的配伍之一。

有研究[9]表明，风府-风池-天柱是治疗椎动脉型颈椎病的常用配伍之一。王敬一等[11]分析推拿手法治疗颈型颈椎病的选穴规律及配伍特点，结果发现风池和风府是推拿手法治疗颈型颈椎病使用频数较高的腧穴配伍。

7.6 名医传承和临床案例

7.6.1 程红亮[18]

程红亮，博士研究生导师，安徽省治未病学科带头人，长期从事针灸防治脑血管病的临床及科研工作。程红亮在临床实践中善于运用芒针透刺，针药结合。程红亮以"辨经"为"论治"的核心，认为中风后吞咽障碍病位在脑、在咽，与脏腑相关，"脑-咽-脏腑相关"实质是以任督二脉为桥梁，构建起脑-咽-脏腑三者之间的联系。在此基础上，程红亮创新性地提出了"咽为经脉之所聚"，形成了"辨经论治"吞咽障碍标准化、规范化的理论体系，认为治疗中风后吞咽障碍应根据患者不同的经脉病证特点"辨经选穴"。程红亮经过不断的研究探索，确立了以项部取穴+舌咽部取穴+"辨经"取穴的治疗思路，以任督二脉为主，结合芒针透刺，有效地提高了临床疗效。

7.6.2 临床案例

李某，男，65 岁，2021 年 8 月 10 日初诊。

主诉： 左侧肢体活动不利伴吞咽困难半个月。

现病史： 患者既往有高血压病史多年，血压控制一般。患者半个月前吃午饭时突发左侧肢体活动不利伴口角流涎，饮水呛咳，言语欠清晰，呈渐进性加重，当地医院急查头颅 CT 示多发性脑梗死（部分为急性期），予以清除自由基、抗血小板聚集治疗后病情渐平稳。现患者仍留有左侧肢体活动不利、吞咽困难、言语欠清晰症状，为求进一步康复治疗入住我院。刻下症：神清，精神软，左侧肢体活动不利，言语欠清晰，吞咽困难，饮水呛咳，舌强硬，乏力，便溏，饮食差，夜寐可，舌胖大，边有齿印，苔白微腻，脉细弱。

查体： 左侧上肢肌力 3 级，握力稍差；左侧下肢肌力 3 级弱，肌张力正常；右侧肢体肌力、肌张力正常；左侧腱反射稍活跃，左侧巴宾斯基征弱阳性，余神经反射正常。

西医诊断： 脑梗死恢复期。

中医诊断： 中风（中经络）。

治法： 通督调神，化痰通窍，健脾益气，利咽开音。

选穴： 百会、风府、风池（双）、廉泉、旁廉泉、完骨（双）、人迎（双），患侧太白、商丘、合谷、外关、曲池、手三里、肩髃、阳陵泉、大钟、解溪；芒针透刺天突穴，足三里透三阴交；安眠（风池与翳风连线中点）、廉泉、金津、玉液、三阴交、太溪。

操作： 人迎沿胸锁乳突肌前缘垂直刺入 1cm，使针感沿颈部上下、咽喉部传导；廉泉、旁廉泉向舌根部深刺，进针 1～1.2cm；风府、风池向鼻尖部斜刺，进针 1～1.5cm；透刺天突穴时，选用 7cm 芒针，垂直刺入 3～4分时向下平刺，沿胸骨柄内侧缘向下进针 3～5cm，待患者有胸前胀闷感立即缓慢捻转出针；足三里透三阴交时，取 9～11cm 芒针从足三里斜刺朝三阴交穴方向进针 7～8cm，针身穿过胫、腓骨之间，透向三阴交。其余各穴均常规针刺，平补平泻，除天突穴外，其余各穴得气后均留针 30 分钟。每天治疗 1 次，每周治疗 6 天。

治疗 2 周后，患者口角流涎及饮水呛咳症状明显改善，快速饮水偶有呛咳，可进食部分固体食物，左侧上肢肌力 3⁺ 级，左下肢肌力 3 级。治疗 4周后患者出院，出院时其饮食基本正常，乏力较入院时明显好转，二便调，左侧肢体肌力 4 级。后随访半年，患者病情控制良好，未出现症状加重及复发现象。

病案解读： 患者年过六旬，脏腑功能渐衰，脾胃运化失司，导致气血运行不畅，津液输布失调，痰瘀阻络，脑窍失养而发为中风。根据患者症状、体征辨为脾经病证，因此选用任督二脉及脾经穴位为主，芒针透刺为辅，肢体局部穴位为佐的穴位组合。百会、风府为督脉穴，且百会居于颠顶，为诸阳之会，风府为督脉入络于脑的关键之处，风池为足少阳经、阳维和阳跷脉之交会穴，此三穴合用，具有疏达阳气、醒脑开窍之效。廉泉为任脉、阴维脉交会穴，位于舌骨上缘，配合局部旁廉泉及人迎穴可达通调舌咽、通畅气机之功。任督二脉穴位合用，具有通督调神、调整阴阳气血的作用。脾经太白、商丘可有效改善脾的运化功能，使肢体、肌肉得以濡养。芒针透刺天突，加强局部刺激，起到利咽开音、通利咽喉的作用。足三里透三阴交可健脾和胃、补中益气，使肌肉臻于健壮，改善身体功能。上下肢局部取穴可疏通经络，改善肢体运动功能。以上诸穴相配，具有化痰通窍、健脾益气、利咽开音的功效，且上下相配，标本兼顾，能够有效改善中风后吞咽障碍患者的症状。

参考文献

［1］ 邢燕，王健.针灸治疗脑卒中后吞咽障碍所用腧穴规律探析［J］.湖南中医杂志，2018，34（1）：142-143.

［2］ 王义鹏，韩国伟.针灸治疗卒中后吞咽障碍取穴规律的文献研究［J］.光明中医，2018，33（8）：1096-1099.

［3］ 林茜，李秀宇，陈玲莉，等.基于纤维喉镜吞咽功能评估观察针刺对中风后吞咽障碍的影响［J］.中国针灸，2022，42（5）：486-490.

［4］ 张晓霞，杨峥，赵亭.风三针治疗中风后吞咽障碍临床研究［J］.陕西中医，2020，41（10）：1504-1506.

［5］ Napadow V, Makris N, Liu J, et al. Effects of electroacupuncture versus manual acupuncture on the human brain as measured by fMRI［J］. Hum Brain Mapp, 2005, 24（3）: 193-205.

［6］ Zhang W T, Jin Z, Cui G H, et al. Relations between brain network activation and analgesic effect induced by low vs. high frequency electrical acupoint stimulation in different subjects: a functional magnetic resonance imaging study［J］. Brain Res, 2003, 982（2）: 168-178.

［7］ 周俊，王文熠，李澎.不同频率电针风府穴治疗脑卒中后吞咽障碍的临床观察［J］.世界中西医结合杂志，2021，16（9）：1705-1709.

[8] 陈丹,郭海英.针刺结合康复训练治疗卒中后假性延髓麻痹吞咽障碍疗效观察[J].中国针灸,2018,38(4):364-368.

[9] 钟晓莹,吴立群,陈睿哲,等.基于数据挖掘技术探析针灸治疗椎动脉型颈椎病随机对照临床试验的选穴规律[J].世界中医药,2019,14(10):2573-2577.

[10] 赵霞云,郭超峰,方坤炎,等.基于数据挖掘分析针灸治疗椎动脉型颈椎病的选穴规律[J].针灸临床杂志,2020,36(7):50-54.

[11] 王敬一,岳涵,李华南,等.推拿手法治疗颈型颈椎病临床选穴配伍规律研究[J].中医药导报,2021,27(5):178-181.

[12] 蔡玉梅,郑继范,王灿.项五针治疗椎动脉型颈椎病临床研究[J].中医学报,2017,32(7):1340-1342.

[13] 张健,钱明华,程志昆,等."三风一针"法结合热敏灸治疗椎动脉型颈椎病临床观察[J].四川中医,2017,35(4):173-177.

[14] 杨鸽.电针任督脉经穴对脑干吞咽反射兴奋性的调节作用研究[D].广州:广州中医药大学,2016.

[15] 汤小荣.电针廉泉、风府穴对大脑吞咽功能偏侧性的作用研究[D].广州:广州中医药大学,2020.

[16] 游惠.孤束核5-HT$_{1A}$在针刺风府、廉泉穴调节吞咽运动中的作用[D].广州:广州中医药大学,2017.

[17] 丛婧,王东岩,李晶怡,等.针灸治疗卒中后认知功能障碍的选穴规律分析[J].上海中医药杂志,2021,55(9):16-20.

[18] 张世林,程红亮,胡培佳,等.程红亮基于"辨经论治"理论治疗中风后吞咽障碍探析[J].中医药临床杂志,2022,34(11):2076-2079.

8. 颊车

8.1 定位

下颌角前上方一横指（中指）（图 8-1）。

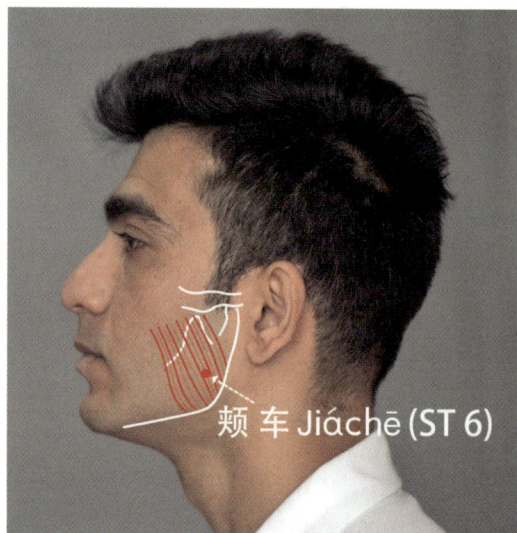

图8-1 颊车穴定位

8.2 体表解剖及取穴

8.2.1 体表解剖（图 8-2）

咬肌：为人体头面部重要的咀嚼肌之一，起自颧弓的下缘和内面，止于近下颌角的咬肌粗隆和下颌支的外面。咬肌收缩可上提下颌骨（咬紧牙齿）。咬肌受下颌神经的咬肌神经支配。咬肌收缩时可在下颌角前上方形成一明显隆起。咬肌前缘与下颌骨下缘交会处有面动脉经过，此处于体表可扪及面动脉搏动，为面动脉的压迫止血点。

下颌角：下颌支后缘与下颌骨下缘相交处形成的骨性凸起称为下颌角。下颌角为颌面部表面的骨性解剖标志之一，沿下颌骨下缘向耳垂方向可扪及下颌角。

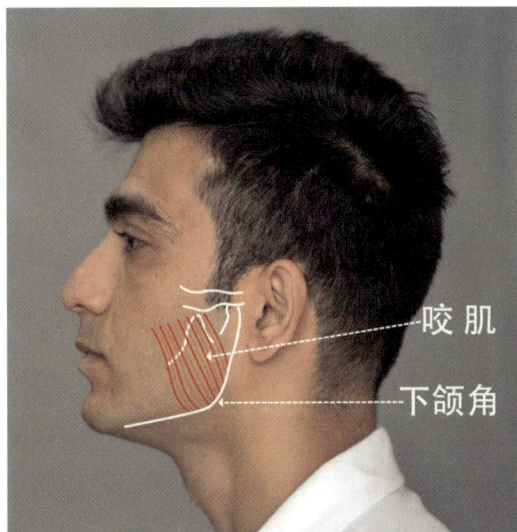

图8-2 咬肌和下颌角

8.2.2 取穴

嘱患者取侧坐位，咬紧牙齿，于下颌角前上方一横指处，咬肌紧张形成隆起最高点，放松时按之凹陷有酸胀感处，即为颊车穴。

8.3 解剖关系

颊车穴所在皮肤和皮下组织等浅层结构内有颈丛皮支——耳大神经分布。深处有咬肌，咬肌血管神经和面神经分支经过。

8.4 功能和主治

8.4.1 功能

祛风清热，开关通络。

8.4.2 主治

主治面瘫，兼治面肌痉挛等疾病。

8.5 临床疗效及机制、配穴研究

8.5.1 临床疗效

8.5.1.1 颊车治疗面瘫疗效较佳

杨洁等[1]分析针灸治疗贝尔面瘫（周围性面瘫）随机对照试验（RCT）文献的用穴特点和规律，结果显示颊车是治疗贝尔面瘫最常用的腧穴之一，仅次于地仓。有研究[2-4]采用不同技术分析周围性面瘫的选穴规律，结果发现颊车是治疗贝尔面瘫最常用的腧穴之一。李英南等[5]比较不同深度针刺地仓、颊车穴治疗周围性面瘫的临床疗效，治疗组采用相同的腧穴处方，但颊车向地仓深刺约 1 寸，结果显示：治疗组的总有效率达 88.0%，显著高于对照组的 66.0%，差异有统计学意义（$P < 0.05$），且治疗组的精神健康评分及多伦多（Sunnybrook）面神经评分均较对照组明显提升（$P < 0.05$），可以推断深刺地仓、颊车穴能够更有效改善周围性面瘫患者症状、提高生活质量、恢复面神经功能。曹榕娟等[6]观察特殊透刺与常规透刺治疗顽固性周围性面瘫的临床疗效，观察组做与瘫痪肌束成 45° 角透刺法，阳白透头维、阳白透上星、丝竹空透鱼腰、牵正透迎香、迎香与颊车互透，结果显示：观察组的显效率达 74.5%，显著高于对照组的 47.7%，差异有统计学意义（$P < 0.05$），两组患者面神经功能评分均高于治疗前（$P < 0.05$），且观察组面神经功能评分高于对照组（$P < 0.05$），提示特殊透刺（与瘫痪肌束成 45° 角的透刺）治疗顽固性面瘫效果好。

8.5.1.2 颊车治疗面肌痉挛有良效

有研究[7-9]采用不同的技术分析治疗面肌痉挛的取穴特点和规律，结果显示颊车是治疗面肌痉挛应用频次比较高的腧穴。于建军等[10]观察雷火灸配合缪刺治疗原发性面肌痉挛的临床疗效，观察组采取雷火灸配合缪刺的方法，选取患侧阳白、攒竹、颊车、地仓等穴，雷火灸条行悬起灸，采用雀啄灸、回旋灸相结合的灸法，缪刺选取健侧阳白、攒竹、颊车、地仓等穴，结果显示：观察组的总有效率达 91.18%，显著高于对照组的 60.16%，差异有统计学意义（$P < 0.05$）。巫华俊[11]观察针刺加刺络拔罐治疗面肌痉挛的临床疗效，针刺组穴取下关、地仓、颊车、四白等穴，结果显示：治疗组总有效率达 95.6%，痊愈率达 70.6%，显著高于对照组的 84.6% 和 47.7%，差异有统计学意义（$P < 0.05$）。

8.5.2 机制研究

针刺颊车可能促进面神经再生从而改善面神经功能

徐文源等[12]观察针刺联合隔姜灸治疗周围性面瘫的临床疗效及对 Sunnybrook 面瘫分级系统（SFGS）评分和血清胶质细胞源性神经营养因子（GDNF）水平的影响，联合治疗组采用针刺（取患侧翳风、阳白、地仓、颊车等穴）联合隔姜灸治疗，结果显示：联合治疗组的 SFGS 中动态对称性评分及血清 GDNF、神经生长因子（NGF）水平均较治疗前升高（$P < 0.05$），且治疗组均高于对照 1 组和对照 2 组（$P < 0.05$），提示针刺联合隔姜灸治疗周围性面瘫可有效上调患者血清 GDNF、NGF 水平以改善面瘫症状及面神经功能。费静等[13]观察电针颊车和地仓穴对 SD 大鼠面神经颊支压榨损伤所致周围性面瘫的治疗效果，探究血管内皮生长因子 / 丝裂原活化蛋白激酶（MAPK）/ 细胞外调节蛋白激酶（ERK）信号通路在上述过程中的作用，结果显示：在术后各时间点电针组血管内皮生长因子的表达均高于模型组及正常组，p-ERK 蛋白的表达均显著高于模型组，差异有统计学意义（$P < 0.05$），提示电针可上调血管内皮生长因子在面神经元中的表达，促进压榨损伤所致的周围性面瘫的恢复，其机制可能与激活 MAPK/ERK 信号通路，发挥面神经元的保护作用有关。

8.5.3 配穴研究

杨洁等[1]发现颊车→地仓，以及颊车、地仓→合谷是治疗周围性面瘫最常用的二阶和三阶腧穴配伍。由佳鑫等[4]的研究也发现颊车 + 地仓是古代治疗面瘫支持度最高的腧穴配伍，水沟 + 颊车→合谷是关联性最高的腧穴配伍。

胡文静和陈雅芳等[8-9]采用数据挖掘技术，探讨面肌痉挛针刺治疗的选穴规律及核心处方，结果显示：颊车 - 地仓是治疗面肌痉挛常用的腧穴配伍之一，颊车 - 四白是治疗面肌痉挛支持度置信度比较高的腧穴配伍之一。

8.6　名医传承和临床案例

8.6.1　陈幸生[14]

陈幸生，主任中医师，江淮名医，擅长治疗脑血管疾病及神经内科疾病，在透刺结合温针灸治疗面瘫方面有独特经验。陈幸生提倡透刺加温针灸治疗面瘫，认为透刺可增加对穴位的刺激量，有利于恢复面部的感觉，增强面部肌肉的力量，使针感向着病损部位传导；温针灸可温经散寒，疏松腠理，引热邪外出，同时可使艾灸的热感循针直达皮下深处，扩张面部毛细血管，温暖面部肌肉经筋，促进血液循环，促进面部神经组织的新陈代谢和炎性渗出的吸收，使面神经的刺激分布区扩大，提高针刺疗效。临床上，眼部多太阳透刺颊车，阳白透刺鱼腰，攒竹、丝竹空针尖相对透刺，迎香透刺睛明；口部多使用颊车透刺太阳，地仓透刺颊车，承浆透刺颊车，人中旁透刺颊车。

8.6.2　临床案例

董某，女，54岁，2021年6月12日初诊。

主诉：口角歪斜2天。

现病史：患者于2021年6月9日晚上洗头发后用风扇吹，6月10日早上起床洗漱时发现右侧口角刷牙漏水，右侧面部肌肉僵硬，对镜发现口角下垂歪向左侧，后吃饭牙齿咀嚼无力，食物残留于口腔内，遂于当地医院就诊，予以强的松、甲钴胺等口服，具体不详，症状缓解不明显，后逐渐出现眼睑闭合困难，伴流泪怕光、鼻唇沟变浅、人中沟向左侧倾斜、额纹不可见、蹙额抬眉受限，就诊于我科门诊。刻下症：右侧面肌麻木僵硬，右眼闭合不全，右侧额纹消失，右侧鼻唇沟变浅，口角向左歪斜，右侧鼓腮不能，进食时食物留在右边的口腔，寐可，纳差，二便可，舌淡红，苔薄白，脉浮紧。

西医诊断： 周围性面神经炎。

中医诊断： 周围性面瘫（风寒阻络）。

治法： 祛风散寒，温经活络。

选穴： 患侧阳白、太阳、鱼腰、颊车、地仓、承浆、水沟、听会、翳风、风池、攒竹、丝竹空、颧髎、迎香、下关，健侧合谷，双侧足三里。

操作： 患侧予阳白透刺鱼腰，太阳透刺颊车，地仓透刺颊车，承浆透刺颊车，水沟透刺颊车，听会、翳风、风池、攒竹、丝竹空、颧髎、迎香、下关穴常规针刺；合谷穴取健侧，足三里取双侧，用平补平泻法。针刺得气后将艾条用温和灸操作的同时灸翳风、听会两穴。治疗时间为2壮，艾条燃尽，每日1次，10次为1个疗程。

2021年6月23日二诊：患者面肌麻木较前缓解，右眼闭合基本尚可，无明显流泪怕光，吃饭咀嚼力量增强，食物残留减少，右侧口角下垂歪斜程度减轻，治疗方案同初诊。

2021年7月2日三诊：经过治疗，患者面部肌肉功能基本恢复，表情动作、额纹恢复，右眼闭合可，口角歪斜纠正，饮食无障碍，基本痊愈。

病案解读： 本例患者因头面部受风寒之邪气侵袭，导致面部经筋失于调节，经络气血不通，面部神经肌肉组织失去营养供给而功能减退发为面瘫，取穴以面部诸穴为主，阳白、鱼腰、攒竹、丝竹空、太阳、下关、颧髎、迎香、水沟、地仓、颊车、听会、翳风祛风补血、行气通络；合谷为手阳明大肠经原穴，能激发脏腑原气，行气、疏风、活络；足三里是全身保健要穴，可助气血生长。诸穴合用，共奏祛风除寒、温经活络、气血调和之效，故病安。

参考文献

［1］ 杨洁，任玉兰，吴曦，等．基于数据挖掘技术的针灸治疗贝尔面瘫RCT文献的用穴规律分析［J］．中华中医药杂志，2010，25（3）：348-351.

［2］ 李文杰，李国徽，郭新荣，等．基于复杂网络的电针治疗急性期周围性面瘫用穴规律分析［J］．针灸临床杂志，2020，36（10）：48-52.

［3］ 孙天晓，奉书薇，任玉兰，等．基于复杂网络社团结构划分的古代治疗面瘫腧穴配伍规律研究［J］．针刺研究，2016，41（3）：265-269.

［4］ 由佳鑫，李丹，王德龙，等．基于关联规则探索明清时期针灸治疗面瘫选穴规律研究［J］．针灸临床杂志，2022，38（3）：45-49.

［5］ 李英南，王健，周鸿飞，等．不同深度针刺地仓、颊车穴对周围性面瘫患者生活质量及面神经功能的影响［J］．中医杂志，2019，60（2）：142-145.

［6］ 曹榕娟，邱晓虎，谢晓焜．特殊透刺治疗顽固性周围性面瘫疗效观察［J］．中国针灸，2018，38（3）：269-272.

［7］ 冯楚文，屈媛媛，王庆勇，等．基于集合可视化分析系统探索针灸治疗面肌痉挛的选穴规律［J］．针灸临床杂志，2021，37（1）：63-69.

［8］ 陈雅芳，李滋平．基于数据挖掘的针灸治疗面肌痉挛选穴规律分析［J］．针灸临床杂志，2020，36（9）：44-48.

［9］ 胡文静，殷克敬，李铦鋆，等．基于数据挖掘技术探讨针灸治疗面肌痉挛的选穴规律［J］．中医药导报，2021，27（3）：145-148.

［10］ 于建军，闵冬梅，梅成，等．雷火灸配合缪刺治疗原发性面肌痉挛的临床疗效观察［J］．中医药信息，2015，32（6）：91-93.

［11］ 巫华俊．针刺加刺络拔罐治疗面肌痉挛疗效分析［J］．实用中医药杂志，2009，25（7）：436-437.

［12］ 徐文源，代优，刘勇．针刺联合隔姜灸对周围性面瘫 SFGS 评分及血清 GDNF 水平影响［J］．上海针灸杂志，2021，40（10）：1212-1216.

［13］ 费静，陶美惠，李雷激．电针干预面神经压榨模型大鼠促进面神经的再生［J］．中国组织工程研究，2022，26（11）：1728-1733.

［14］ 孙二瑞，陈幸生．陈幸生主任医师"透刺结合温针法"治疗周围性面瘫临证经验［J］．中国民族民间医药，2022，31（21）：91-94.

9. 角孙

9.1 定位

耳尖正对发际处（图 9-1）。

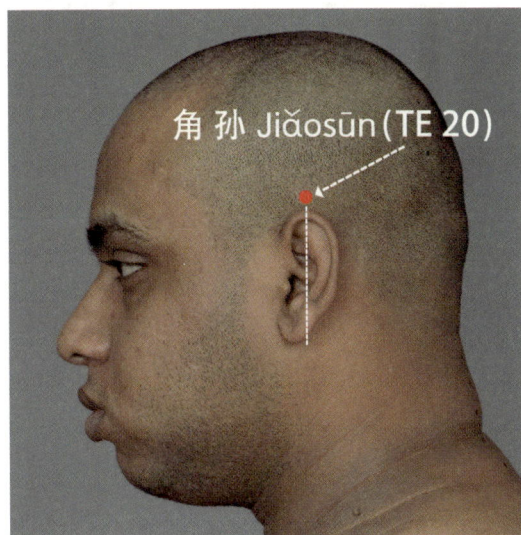

图9-1 角孙穴定位

9.2 体表解剖及取穴

9.2.1 体表解剖

耳尖（图 9-2）：外耳郭向前折叠后最高点处即为耳尖。

9.2.2 取穴

嘱患者取正坐或侧伏位，外耳郭向前折叠后，取耳尖所指的发际处。以手按压此处，有酸胀感，闭口时此处可被牵动，即为角孙穴所在。

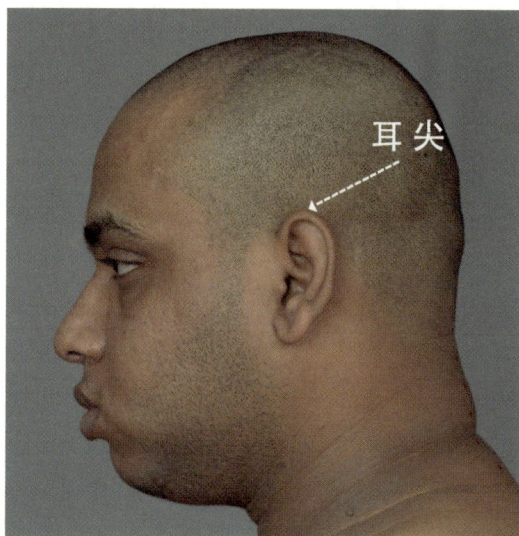

图9-2　耳尖

9.3　解剖关系

角孙穴处解剖层次依次为皮肤、皮下组织、耳上肌、颞筋膜、颞肌。皮肤由三叉神经下颌支发出的耳颞神经分布，皮下筋膜内除耳颞神经外，还有颞浅动、静脉皮下支。颞肌为咀嚼肌，由三叉神经下颌支发出的运动神经纤维支配。

9.4　功能和主治

9.4.1　功能

解毒退热，通调经气。

9.4.2　主治

主治腮腺炎，兼治偏头痛等疾病。

9.5 临床疗效及机制、配穴研究

9.5.1 临床疗效

9.5.1.1 针挑或点灸角孙穴治疗腮腺炎临床疗效较佳

角孙穴治疗腮腺炎有良好效果，但缺乏系统的归纳和分析。马秀萍[1]采用三棱针或注射针头挑刺角孙穴治疗腮腺炎 110 例，取得了良好效果，总有效率达 98.2%，其中 1 次肿痛消失者达 59.1%，2～3 次肿痛消失者达 39.1%。张云兰等[2]采用灯芯点烧角孙穴治疗腮腺炎 150 例，治愈率达 100%。吴国其[3]以药线点灸角孙穴等穴位治疗腮腺炎，经治疗痊愈率为 91.2%，好转率为 7.9%，总有效率 99.1%。李洪[4]采用壮医药线点灸法治疗流行性腮腺炎 120 例，穴取角孙，以六神丸外敷 120 例进行对照观察治疗，结果显示：6 天内治疗组治愈 115 例，占本组例数的 95.83%，对照组治愈 73 例，占本组例数的 60.83%，差异有统计学意义（$P < 0.001$），表明治疗组在改善临床症状及治愈时间上明显优于对照组，阐明壮医药线点灸法为临床治疗该病的一种患者易于接受的好方法。

9.5.1.2 透刺角孙治疗偏头痛有良效

宋旦旨[5]观察远近配穴法治疗偏头痛的临床疗效，针刺组采用远近配穴即头部局部穴位透刺和循经远取相结合的方法，取患侧丝竹空、率谷、太阳、角孙、足临泣、中渚，太阳透角孙，丝竹空透率谷，结果显示：针刺组的总有效率达 90.00%，显著高于药物组的 72.50%，差异有统计学意义（$P < 0.05$）。刘芳琴[6]采用太阳透角孙为主治疗偏头痛 60 例，痊愈 36 例，好转 22 例，无效 2 例，有效率为 96.7%。耿昊等[7]观察头部穴位透刺治疗偏头痛的临床疗效，采用太阳透角孙、头维透曲鬓、率谷透角孙为主，结果显示总有效率达 91.30%。

9.5.2 机制研究

目前没有实验阐明其机制，但现代研究[1]发现针刺能抑制白细胞向炎症灶过多的浸润，抑制血管通透性升高，使炎症性水肿减弱，改善微循环，促进炎性渗出物吸收，并能使免疫功能增强。

9.5.3 配穴研究

有临床研究[8-9]发现角孙 - 翳风穴相配治疗腮腺炎效果良好，但目前还未发现角孙穴治疗腮腺炎的配穴研究。

9.6 名医传承和临床案例

9.6.1 谢建谋[10]

谢建谋，2022 年福建省"最美医师"，龙岩市名中医，从事针灸临床 30 余年，基本功扎实，针灸手法娴熟，对患者认真负责，临床经验丰富。谢建谋根据临床经验总结了火柴灸疗法治疗流行性腮腺炎，该法具有疏风散表、化痰消结、祛邪解毒、补虚扶正、祛腐生肌、开窍泻火等功效，取材容易，操作简便、安全。

9.6.2 临床案例

苏某，女，30 岁，2018 年 8 月 15 日初诊。

主诉：双侧腮部肿胀疼痛不适伴发热 3 天。

现病史：患者于 3 天前受凉后出现发热、畏冷，双侧腮部疼痛，曾予退热、抗病毒处理，症状未见明显改善，现慕名前来求诊。刻下症：双侧腮部肿胀疼痛，发热（体温 38.6℃），伴口渴，无咳嗽、流涕，纳差，吞咽时腮痛明显，寐差，小便黄，大便调，舌边尖红，苔薄白，脉浮数。

查体：望其面色稍红，无汗，两腮肿大，约 2cm×2cm，压痛明显。

西医诊断：流行性腮腺炎。

中医诊断：痄腮（风热袭表）。

治法：辛凉解表，清热解毒。

选穴：角孙、瘈脉，以火柴灸角孙为主。

操作：取双侧角孙、瘈脉，常规消毒后，医者用左手将患者耳朵上缘下压，以防烫伤。取火柴 1 根划燃，火柴头烧至通红时将其吹灭，对准所选穴位快速点按，然后再快速离开穴位，可听到一声清脆的爆破声（无爆破声同样有效），每次施灸 1 根，每次 2 穴。

治疗 2 次后患者热退，腮腺肿胀消退，咀嚼正常，诸症消失而愈。

病案解读： 火柴灸属灯火灸的范畴，是谢建谋在临床上治疗流行性腮腺炎的经验总结。本疗法的机制主要是在调动经络腧穴作用的基础上，结合火柴灸的作用，关键之处在于手技。火柴灸的快慢蕴含着补泻之法，快则为泻法，慢则为补法。火势速燃速灭，火力猛且时间短，为泻法；点燃后，待其缓慢自灭，火力微而时间长则为补法。对于实热证则需采取泻法速灭其火，虽点灸时间短但刺激量大，故火消而证自愈。在临床实际操作时应根据疾病的辨证选择操作手速，以获得更好的治疗效果。

参考文献

［1］ 马秀萍. 针挑角孙穴治疗腮腺炎 110 例［J］. 中国针灸，1996（2）：50.

［2］ 张云兰，宋云，张志勇. 灯芯点烧角孙穴治疗腮腺炎 150 例［J］. 中国针灸，1996（3）：28.

［3］ 吴国其. 壮医药线点灸治疗流行性腮腺炎 216 例［J］. 中国民族医药杂志，1996，2（1）：20.

［4］ 李洪. 壮医药线点灸治疗流行性腮腺炎临床观察［J］. 辽宁中医杂志，2003，30（10）：849.

［5］ 宋旦旨. 远近配穴针刺治疗偏头痛临床观察［J］. 针灸临床杂志，2006，22（6）：25-26.

［6］ 刘芳琴. 太阳透角孙为主治疗偏头痛 60 例［J］. 四川中医，2003，21（10）：88.

［7］ 耿昊，黄煜. 头部穴位透刺治疗偏头痛 23 例［J］. 针灸临床杂志，2011，27（10）：36-37.

［8］ 陈晓华. 灯心草灸角孙、翳风穴治疗小儿流行性腮腺炎 50 例报告［J］. 河北职工医学院学报，1994（3）：30.

［9］ 李国良，李银娣，吴贺权. 针刺治疗流行性腮腺炎 99 例疗效分析［J］. 天津中医，1995，12（5）：32.

［10］ 谢德荣，谢建谋. 火柴灸法治疗流行性腮腺炎［J］. 按摩与康复医学，2020，11（3）：15-16.

10. 睛明

10.1 定位

目内眦内上方眶内侧壁凹陷中（闭目，在目内眦内上方 0.1 寸的凹陷中）（图 10-1）。

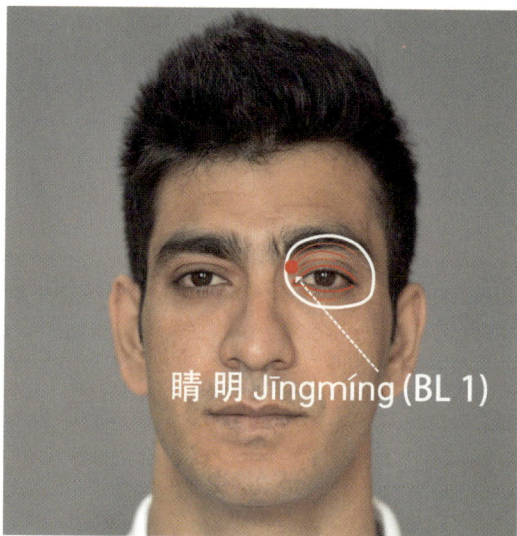

图10-1 睛明穴定位

10.2 体表解剖及取穴

10.2.1 体表解剖

内眦（图 10-2）：在眼裂的内侧角，上下眼睑会合处靠近鼻根部。

10.2.2 取穴

嘱患者取正坐或仰卧位，轻闭双眼，医者手指置于内侧眼角稍内侧上方凹陷处，骨缘稍外侧即为睛明穴。

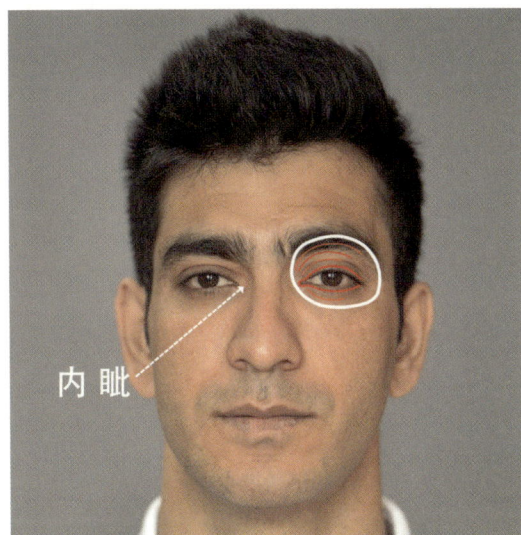

图10-2　内眦

10.3　解剖关系

睛明穴处皮肤极薄。皮下组织内有内眦动、静脉皮下支和滑车上神经分布，稍深处为内眦韧带和填充于眼球、眼肌和骨之间的较为疏松的脂肪组织（眶脂体），更深层外侧为附于眼球的内直肌，内侧为筛骨眶板。

10.4　功能和主治

10.4.1　功能

清热明目，理气止痛。

10.4.2　主治

主治干眼，兼治青光眼等疾病。

10.5 临床疗效及机制、配穴研究

10.5.1 临床疗效

10.5.1.1 睛明穴治疗干眼症临床疗效显著

邹德辉和李镜等[1-2]基于数据挖掘技术研究针灸治疗干眼选穴规律，结果显示睛明是治疗干眼症使用频率最高的腧穴。刘成勇等[3]观察针刺眼周穴联合新明Ⅰ穴治疗干眼的临床疗效及安全性，治疗组穴取太阳、睛明、攒竹、丝竹空、瞳子髎和新明Ⅰ穴，对照组使用右旋糖酐羟丙甲纤维素滴眼液滴眼，结果显示：治疗组的总有效率达82.8%，显著高于对照组的67.9%，差异有统计学意义（$P < 0.05$）。刘晓童等[4]观察针刺治疗45例干眼症的临床疗效，治疗组主穴选取睛明、攒竹、太阳、四白等，对照组采用玻璃酸钠滴眼液，结果显示：治疗组的总有效率达93.75%，显著高于对照组的75.7%，差异有统计学意义（$P < 0.05$）。张红英等[5]观察眼周针刺联合中药熏蒸治疗干眼临床疗效，治疗组穴取睛明、攒竹、丝竹空等眼周穴位联合中药熏蒸治疗，对照组采用玻璃酸钠滴眼液治疗，结果显示：治疗组总有效率为91.67%，显著高于对照组的78.33%，差异有统计学意义（$P < 0.05$）。

10.5.1.2 睛明穴治疗青光眼效果较佳

林霄和曾祥新等[6-7]研究针灸治疗青光眼的临床选穴规律，结果显示：睛明是针灸治疗青光眼使用频率最高的腧穴，是治疗青光眼的要穴。贾天琦等[8]采用窍明、承泣、太阳、睛明四穴针刺联合丹栀逍遥散治疗青光眼视神经萎缩，结果显示：治疗组的总有效率达89.7%，显著高于对照组的69.51%，差异有统计学意义（$P < 0.05$）。寇冬权等[9]观察眼三针（睛明、承泣、上明）疗法对青光眼滤过术后视神经的保护作用，结果显示：治疗组的视力矫正进步率为50%，明显高于对照组的13.3%，差异有统计学意义（$P < 0.05$）。

10.5.2 机制研究

10.5.2.1 针刺睛明穴可抑制炎症因子释放，减轻局部炎症

赵静等[10]研究针刺对干眼症患者血清中炎症因子影响，治疗组穴取睛明、太阳、攒竹、丝竹空、瞳子髎五穴，结果显示：针刺组患者血清中炎症因子转化生长因子 -β（TGF-β）、肿瘤坏死因子 -α（TNF-α）和白细胞介素 -1（IL-1）的浓度显著低于对照组，提示针刺睛明五穴可以降低患者体内血清炎症因子的水平，减轻干眼症患者的炎症反应。韦庆波等[11]研究针刺治疗干眼眼表炎症的作用机制，针刺组电针取睛明、丝竹空、攒竹、瞳子髎、太阳穴等穴，结果显示：与模型组比较，针刺组的泪液分泌量（SIT）显著升高，泪膜破裂时间（BUT）显著升高，角膜荧光染色（CFS）评分显著下降（$P < 0.05$），可增加结膜中 α7 烟碱型乙酰胆碱受体（α7nAChR）和乙酰胆碱（ACh）的含量，降低白细胞介素 -6（IL-6）的含量，同时调节结膜组织中 Janus 激酶 2（JAK2）/p- 信号转导子和转录激活子 3（STAT3）蛋白的表达量，提示通过针刺可以提高结膜组织中 α7nAChR 和 ACh 的含量，抑制其 JAK2/STAT3 信号通路的表达，从而达到抑制炎症因子释放，减少结膜的炎症浸润。

10.5.2.2 针刺睛明穴可以调控感光细胞及保护神经节细胞

叶河江等[12]通过观察针刺对感光细胞凋亡大鼠视网膜形态学的影响，探明针刺对感光细胞凋亡的机制，针刺组穴取新明、睛明、承泣、球后、肝俞、肾俞针刺治疗，结果显示：与阴性对照组和维生素 A 组比较，针刺组原位末端标记法（TUNEL）检测的平均光密度显著下降，差异有统计学意义（$P < 0.05$），提示针刺睛明等穴能显著抑制感光细胞凋亡大鼠视网膜形态学的损害。严良等[13]采用多焦图形视网膜电图评价针刺睛明、合谷等穴位对慢性青光眼患者神经节细胞的影响，结果显示青光眼患者多焦图形视网膜电图（mfPERG）的振幅明显增高（$P < 0.05$），表明视网膜神经节细胞对光刺激的传导加快、兴奋性增强，提示针刺睛明、合谷等穴位对青光眼继发视神经萎缩患者的视网膜神经节细胞有保护作用。

10.5.3 配穴研究

郭潇聪等[14]基于数据挖掘技术研究针灸治疗干眼的配伍规律，结果显示攒竹→睛明是治疗干眼症关联性最大和置信度最高的腧穴配伍。

林霄等[6]研究发现治疗青光眼相关性最高的腧穴配伍是风池 - 睛明，其次分别睛明 - 太阳、承泣 - 睛明、睛明 - 球后。

10.6 名医传承和临床案例

10.6.1 李忠仁[15-16]

李忠仁，南京中医药大学教授，博士研究生导师，从事针灸教学、科研及临床工作已五十余载，学验俱丰，擅长运用中西医结合疗法治疗眼科疑难杂症。李忠仁治疗干眼症特色鲜明，一是远近结合、贯通气血。局部取穴为眼周四穴——泪腺穴及睛明、承泣、上明。此四穴为眼周腧穴，可调节局部气血运行。其中睛明位于目内眦，是足太阳经经气始发之处，亦为阴阳跷脉、手足太阳、足阳明经之交会穴，可调畅诸经气血，且其解剖位置靠近泪小点，与泪腺穴合用可调节泪器功能，促进泪液分泌。远端取穴包括合谷、太冲，两穴合称为"四关穴"，意即人体生命的关口，其分别为手阳明、足厥阴之原穴，与脏腑原气有密切关系，通过三焦运行于脏腑，为十二经脉之根本，原穴是调整人体气化功能的要穴。眼目能视万物离不开气血，在发生病变时也不外乎气血，故针灸此二穴能调节人体气血而润养眼目。二是妙用照海滋养睛目。一方面，照海穴属足少阴肾经，为足少阴肾经精气归聚处，可滋补肾阴，调节五脏平衡而明目润目；另一方面，照海通于阴跷脉，系阴跷脉之源头，跷脉在循行过程中与眼睑两次相交，故照海可运行气血而濡养眼睑，调和阴阳而司目之开合。

10.6.2 临床案例

左某，女，32 岁，2018 年 9 月 17 日初诊。

主诉：双眼干涩 2 个月。

现病史：患者于 2 个月前产后反复出现眼睛干涩，有异物感，时痒，长时间用眼症状即出现，曾至当地医院就诊，诊断为干眼症，予人工泪液滴眼，症状有所改善，但仍病情反复。因患者处于哺乳期，不宜口服药物治疗，遂至南京中医药大学附属医院针灸科就诊。刻下症：双眼干涩，易疲倦，时有异物感，瞬目时作，偶有头晕，无头痛，无恶寒发热，无恶心呕吐，纳食可，夜寐安和，二便调，舌红，少苔，脉细。

专科检查：无器质性病变。

西医诊断：干眼症。

中医诊断：白涩症（肝肾阴虚）。

治法：滋水润目。

选穴：睛明、攒竹、上明、泪腺穴、球后、照海、太冲、太溪、三阴交、智三针（神庭及双侧本神）、风池、养老。

操作：患者取仰卧位，用碘伏棉签消毒穴位处皮肤后，眼周穴位选取 0.30mm×25mm 毫针，采用单手进针法，攒竹斜刺向睛明，泪腺穴斜刺向丝竹空，均进针约 10mm；睛明、上明、球后直刺约 10mm，要求深入眼眶，使患者双目湿润，各穴进针后不提插捻转。余穴选取 0.30mm×40mm 毫针，采用单手进针法，照海直刺约 10mm，行捻转补法，行针 1 分钟，加强患者双目湿润的效果；太冲透刺涌泉穴，斜刺约 20mm；太溪、三阴交、风池、养老均直刺约 10mm；智三针，向后平刺约 10mm，各穴行平补平泻法。操作时，以患者稍得气为度，每次留针 20 分钟，进针 10 分钟后，照海穴行针 1 分钟，起针后眼周穴位按压针孔 1 分钟，余穴按压 30 秒，每周 2 次。

针刺 1 次后，患者即感双目湿润，疲劳感消失，同时嘱患者避免长时间用眼，多食新鲜蔬菜、水果，同时增加维生素 A、维生素 C、维生素 E 及维生素 B 族的摄入。治疗 30 次后患者眼干症状基本消失，后未续诊。

病案解读：《审视瑶函》谓"不肿不赤，爽快不得，沙涩昏矇，名曰白涩"，首次提出白涩症病名，并认为其多因阴虚津亏，目失濡养所致。本案患者因产后用眼过度致肝肾阴虚。睛明、攒竹为足太阳膀胱经穴，合用可润目；上明、泪腺穴其下为泪腺所在处，深刺可迅速缓解眼部干涩等不适，局部取穴可鼓舞眼周气血以达养目润目之效。照海穴，意为太阳照耀于大海，因此孙思邈在《备急千金要方》里称其为"漏阴"，寓意肾水在此处大量蒸发丢失，故于照海穴行针刺补法有滋补肾阴之功，使肾阴得生，目自润而舒。太冲透涌泉，肝肾同补。太溪为肾经原穴，三阴交为肝、脾、肾三经交会穴，可增强照海滋补肾阴之功。此外，李忠仁临证尤重调神，巧用智三针，以收开窍醒脑、益智安神之效；风池善解表邪，可疏风散热、清利头目；养老穴，顾名思义，有奉养老人之意，可明睛目而为眼科要穴。如此，诸穴合用当能滋水润目，临证自收奇效。

参考文献

［1］ 邹德辉，田振志，石圆媛，等.基于数据挖掘技术探析针灸治疗干眼选穴规律［J］.中国中医眼科杂志，2020，30（6）：415-418.

［2］ 李镜，戎姣，肖丽婷，等.针刺治疗干眼症的腧穴应用规律探析［J］.上海针灸杂志，2018，37（1）：118-123.

［3］ 刘成勇，高卫萍，秦珊，等.针刺眼周穴联合新明Ⅰ穴治疗干眼的临床疗效观察［J］.中华中医药杂志，2021，36（9）：5674-5677.

［4］ 刘晓童，李若溪.针刺治疗干眼症45例临床疗效观察［J］.中医药临床杂志，2018，30（3）：527-529.

［5］ 张红英，龚文广，陈超丽.眼周针刺联合中药熏蒸治疗干眼临床观察［J］.光明中医，2021，36（18）：3021-3023.

［6］ 林霄，王锐，周娥，等.基于数据挖掘探讨针刺治疗青光眼选穴规律［J］.中国中医眼科杂志，2022，32（3）：207-211.

［7］ 曾祥新，孙忠人，吕晓琳，等.针灸治疗青光眼的选穴规律［J］.中国中医急症，2016，25（4）：579-582.

［8］ 贾天琦，赵晓龙，郭雨佳.窍明、承泣、太阳、睛明四穴针刺联合丹栀逍遥散辨证治疗青光眼视神经萎缩的疗效分析［J］.中医药信息，2022，39（4）：26-30.

［9］ 寇冬权，陈琦，覃家华.青光眼术后应用眼三针对视神经保护作用的临床观察［J］.中国中医眼科杂志，2014，24（3）：168-170.

［10］ 赵静，薛思源，王孙成，等.针刺对干眼症血清中炎症因子影响的随机对照试验［J］.中华中医药学刊，2019，37（1）：250-252.

［11］ 韦庆波，徐倩，丁宁，等.针刺对干眼兔结膜胆碱能抗炎通路的影响［J］.中华中医药杂志，2022，37（1）：411-415.

［12］ 叶河江，王莹，张露，等.针刺对感光细胞凋亡大鼠视网膜形态学的影响［J］.辽宁中医杂志，2012，39（9）：1857-1859.

［13］ 严良，徐红，王丽.采用多焦图形视网膜电图观察针刺睛明、合谷等穴位对慢性青光眼的影响［J］.中国中医眼科杂志，2012，22（1）：26-29.

［14］ 郭潇聪，杨延婷，董小庆，等.基于数据挖掘技术探讨针灸治疗干眼临床应用规律［J］.中国中医药信息杂志，2022，29（1）：26-32.

［15］ 方婷，穆艳云，张慧.李忠仁运用针刺疗法治疗干眼经验［J］.湖南中医杂志，2021，37（10）：38-40.

［16］ 王国鑫，沈梅红.李忠仁教授妙取照海穴治疗眼病经验［J］.中国针灸，2020，40（7）：736-738.

11. 颈夹脊

11.1 定位

颈夹脊穴位于颈部后正中线旁开 0.5 寸的位置，即从第 1 颈椎到第 7 颈椎棘突下旁开 0.5 寸处，一侧各有 7 个穴位，两侧共 14 个（图 11-1）。

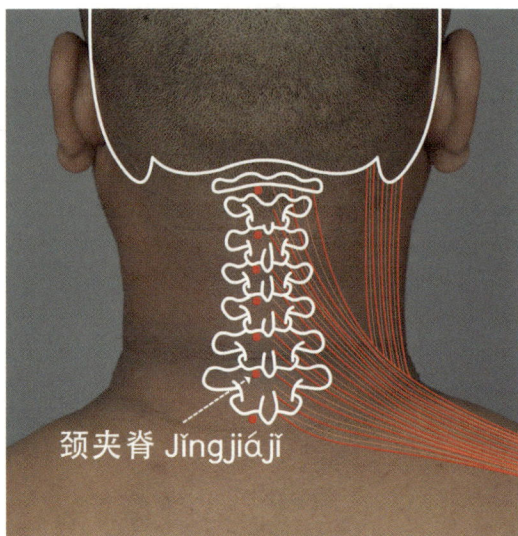

图11-1 颈夹脊穴定位

11.2 体表解剖及取穴

11.2.1 体表解剖

颈椎棘突（图 11-2）：颈椎后方可触及的骨性凸起，属于椎骨结构的一部分，主要功能是附着肌肉韧带，维持颈椎的稳定。

11.2.2 取穴

第 1 颈椎至第 7 颈椎棘突下两侧，后正中线旁开 0.5 寸，每个椎体棘突下一侧一穴。低头，颈背交界椎骨高突处椎体为第7颈椎，向上推6个椎体，共7个椎体，旁开半横指处即是。

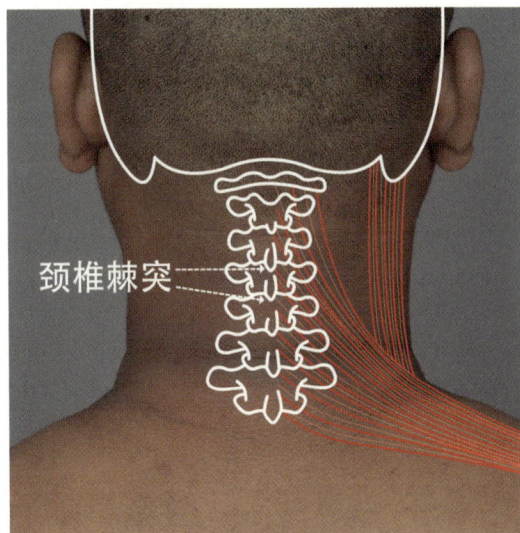

图11-2　颈椎棘突

11.3　解剖关系

颈夹脊解剖依次为皮下组织、斜方肌、头夹肌、头半棘肌、颈半棘肌、多裂肌及颈椎棘突、椎弓等解剖结构；穴位深部有产生针感的感受装置，如肌梭、旋器官、环层小体、关节感受器和游离神经末梢等。同时颈部夹脊穴下分布颈脊神经后支，椎动、静脉及相应的毛细血管和淋巴组织。

11.4　功能和主治

11.4.1　功能

舒筋活络，活血化瘀，祛风散寒。

11.4.2　主治

主治颈椎病，兼治眩晕等疾病。

11.5 临床疗效及机制、配穴研究

11.5.1 临床疗效

11.5.1.1 颈夹脊穴治疗颈椎病疗效确切

文献研究[1]发现，颈夹脊穴是治疗颈椎病选用频次较高的腧穴之一。招文婷等[2]观察颈夹脊穴深刺导气治疗神经根型颈椎病的临床疗效，通过在 X 线或 CT 定位下深刺颈夹脊穴，行提插捻转手法，催动针感直达病所，观察首次治疗前后和疗程治疗前后的 VAS 评分，结果显示其差异均有显著性的统计学意义（$P < 0.05$）。褚慧玲等[3]比较齐刺颈夹脊为主与常规针刺治疗颈源性头痛的疗效差异，结果显示：齐刺颈夹脊组的总有效率达93.9%，明显高于常规针刺组的 84.8%，差异具有统计学意义（$P < 0.05$）。

11.5.1.2 颈夹脊穴治疗眩晕疗效较佳

研究[4]发现颈夹脊是治疗眩晕主穴使用频次前三的腧穴之一。刘越美[5]观察针刺风池、完骨、天柱配合颈夹脊治疗颈性眩晕的临床疗效，结果显示：观察组总有效率达 96.67%，显著高于对照组的 86.67%，经秩和检验，治疗组临床疗效优于对照组，差异有统计学意义（$P < 0.01$）。章新玲等[6]观察傍刺病变节段对应的颈夹脊穴配合艾条压灸治疗颈性眩晕的临床疗效，结果显示：治疗组总有效率为 96.7%，明显高于对照组的 76.7%，差异存在统计学意义（$P < 0.05$）。

11.5.2 机制研究

11.5.2.1 针刺颈夹脊穴可以提高外周神经痛阈，保护神经细胞，降低相关炎症因子含量

黄霞等[7]基于 ERK 信号通路研究电针对神经根型颈椎病模型大鼠的镇痛机制，结果显示：针刺组及电针组外周神经机械性痛阈、p-ERK 蛋白表达和自噬小体数量显著升高（$P < 0.05$），电针组外周神经机械性痛阈、p-ERK 蛋白和自噬小体数量显著高于针刺组（$P < 0.05$），提示通过 ERK 信

号通路调节神经细胞自噬，抑制神经细胞凋亡以修复损伤神经根可能是电针颈夹脊穴实现镇痛作用的重要机制之一。黄小珍等[8]研究电针颈夹脊穴对神经根型颈椎病大鼠镇痛过程中对自噬调控的作用机制，结果显示：电针组及针刺组各大鼠的痛阈值较模型组显著升高（$P < 0.01$），电针组大鼠的痛阈值较针刺组明显升高（$P < 0.05$），提示电针及针刺颈夹脊穴对 CSR 大鼠均具有显著镇痛作用，可通过调节大鼠脊髓及神经组织神经细胞的自噬保护神经细胞，且电针颈夹脊穴疗效优于针刺颈夹脊穴，其机制可能与上调 Beclin1 mRNA、LC3 mRNA 有关。杨松等[9]研究电针颈夹脊穴治疗神经根型颈椎病的镇痛机制，结果显示：电针组的 NF-κB、神经胶质纤维酸性蛋白（GFAP）和 IL-1β、IL-6、IL-18 及 TNF-α mRNA 的表达明显降低（$P < 0.05$），提示电针颈夹脊穴可能通过抑制星形胶质细胞的活化，下调炎症因子的表达，减轻神经根压迫所致的炎性反应，从而改善神经根型颈椎病所致的神经病理性疼痛症状。

11.5.2.2　针刺颈夹脊穴可改善颈性眩晕患者的脑血流动力学

潘伟东等[10]采取针刺颈夹脊为主穴联合推拿手法治疗椎动脉型颈椎病，结果显示：此法可显著降低转化生长因子 -β1（TGF-β1）、血清内皮素（ET）和神经元特异性烯醇酶（NSE）水平，提高右侧椎动脉（RVA）、左侧椎动脉（LVA）及基底动脉（BA）血液动力学指标，达到抑制炎性介质、调节血管内皮和修复受损神经功能。黄雯雯[11]观察深刺颈夹脊及风池穴对椎动脉血液流速改变的影响，结果显示：治疗后试验组双侧椎动脉血液流速显著高于对照组，差异有统计学意义（$P < 0.05$）。李新蓉等[12]观察电针颈夹脊对颈性眩晕患者经颅多普勒（TCD）和血浆溶血磷脂酸（LPA）含量的影响，结果显示：观察组的基底动脉和双侧椎动脉的收缩期最大血流速度（PS）和时间平均血流速度（TAMn）均显著高于对照组（$P < 0.05$），血浆 LPA 含量显著低于对照组（$P < 0.05$），提示电针颈夹脊可以促进血液循环，改善大脑供血，缓解血管痉挛。

11.5.3　配穴研究

张林子等[13]发现颈夹脊是针刺治疗神经根型颈椎病应用频次最高的

腧穴，聚类分析发现颈夹脊 - 风池应用频次最高。研究挖掘治疗眩晕的腧穴配伍规律时发现，关联规则分析结果显示颈夹脊 - 百会 - 风池穴的支持度最高。

11.6 名医传承和临床案例

11.6.1 程红亮 [14]

程红亮，主任医师，医学博士，师从国家级名老中医张道宗教授，从事针灸临床、教学及科研工作 20 余年，擅长运用中药、针灸治疗眩晕、中风后遗症、吞咽障碍、认知障碍等脑血管疾病。其治疗颈源性眩晕的学术观点为"四辨一体辨经为主，针、灸、药合用"，即在"调和气血"的基础上，"辨证论治，首重气血"；"辨经论治，通调督任"；"辨位论治，突出'筋骨肉'"；"结合辨病，四法合一"。

11.6.2 临床案例

程某，女，55 岁，2020 年 6 月 10 日初诊。

主诉：反复头晕 6 年，加重伴左上肢麻木疼痛 1 周。

现病史：患者平素久坐，伏案工作，头晕伴颈项部不适，曾就诊于社区诊所，输液治疗后症状缓解，劳累受凉后加重。1 周前患者因家中装修，打扫卫生，劳务过久，感头晕及颈项部僵硬不适加重而求医。刻下症：头晕及颈项部僵硬不适，左上肢麻木疼痛，食欲可，二便尚调，夜寐欠安，舌淡，苔白，脉细弱。

查体：神清，精神一般，面色萎黄，形体偏瘦，颈椎生理弧度变直，颈部活动受限，颈肌紧张，C4～C7 脊间及两旁压痛（＋），叩顶试验（＋），左侧臂丛牵拉试验（＋），旋颈试验（＋），椎间孔挤压试验（＋），四肢肌力对称，四肢肌张力正常，霍夫曼征（－），双侧巴宾斯基征未引出。

辅助检查：颈椎 MRI 示颈椎退行性变，C3/C4、C4/C5、C5/C6、C6/C7 椎间盘突出。

西医诊断：椎动脉型颈椎病。

中医诊断： 眩晕（气血亏虚）。

治法： 益气养血，化瘀通络。

选穴： 百会、四神聪、风池（双）、风府、头维（双）、完骨（双）、大椎、身柱、足三里（双）、颈夹脊（双）、曲池（左）、手三里（左）、外关（左）、合谷（双）。

操作： 督脉穴、颈夹脊穴位针刺时要"重按轻提"，余穴用补法，留针 30 分钟，辅以特定电磁波谱治疗仪（TDP）照射治疗。风池、完骨、手三里用温针灸，连续灸 3 炷，百会穴压灸 20 分钟，隔日 1 次，5 次为 1 个疗程。

百会压灸法： 患者取端坐位，高度适宜。医者点燃一根艾条，吹灭火苗，遗留火星于艾条上；另拿一纸板（厚 0.2～0.5cm）覆盖头部，右手拿燃烧的艾条放置在纸板上，高度为 1～2cm，以百会穴为中心，"十字形"上下、左右移动，可单独移动艾条，也可连带纸板一起移动。随着艾条的燃烧，热力穿过纸板透达头部皮层，进一步深达穴位，当患者感到灼热刺痛感时移动位置，以患者能耐受为度，连续灸 15～20 分钟。在压灸过程中，应密切观察患者面色，询问患者疼痛的感觉，以防发生意外。

为巩固疗效，给予中药汤剂，处方如下：人参 15g，黄芪 30g，炒白术 12g，炙甘草 8g，当归 15g，龙眼肉 8g，茯苓 20g，炒酸枣仁 10g，远志 10g，木香 8g，鸡血藤 20g，川芎 10g，天麻 15g，桂枝 12g，丹参 20g，生姜 10g，桑枝 12g，石斛 12g，葛根 20g，炒谷芽 20g，大枣 5 枚，生姜 3 片。7 剂，每日 1 剂，水煎温服。

连续治疗 3 个疗程后，患者头晕明显减轻，颈项部活动较前明显改善，左上肢麻木疼痛感缓解，无疲乏、心慌、恶心、呕吐、视物模糊，无行走不稳。嘱患者定期随访，巩固治疗。

病案解读： 本患年逾五旬，脏腑阴阳俱已衰惫，脾胃虚损，气血生化乏源，气血两虚不能上濡养脑，上窍失养而见头晕，面色萎黄，舌淡，苔白，脉细弱；气血两虚不能濡养筋骨、脉络而见左上肢麻木，血行不畅，瘀血阻滞而见左上肢疼痛。结合病史，其辨证为气血亏虚，治宜益气养血、化瘀通络，方药以黄芪桂枝五物汤为主方加减。患者以"头晕"为主症，病位在头窍；患者长期久坐，辅助检查示颈椎退行性变及椎间盘突出，辨位在"骨"；髓海不足是眩晕的主要原因，督脉与眩晕有密切关系，故辨经为督脉。针灸取穴采取近治作用与远治作用相结合的方法，经过针刺、艾灸等对穴位的刺激，通其经脉，调其气血，使阴阳平衡，脏腑趋于和调，从而达到扶正祛邪，治疗眩晕、肢体麻木疼痛的效果。

参考文献

［1］ 方俊霖，张昌云，谭奇纹，等.夹脊穴临床应用研究（2010—2019年）知识图谱分析［J］.山东中医杂志，2021，40（7）：733-738，758.

［2］ 招文婷，钟正，黄泳，等.颈夹脊穴深刺导气治疗神经型颈椎病156例临床观察［J］.中医药临床杂志，2017，29（7）：1089-1094.

［3］ 褚慧玲，胡丙成.齐刺颈夹脊为主治疗颈源性头痛：随机对照研究［J］.中国针灸，2016，36（1）：29-32.

［4］ 巩思瑶，李永峰.基于数据挖掘的针灸治疗颈性眩晕选穴规律分析［J］.环球中医药，12（3）：357-361.

［5］ 刘越美.风池、完骨、天柱配合颈夹脊治疗颈性眩晕的临床疗效观察［D］.天津：天津中医药大学，2021.

［6］ 章新玲，张健，朱吉平，等.傍刺法配合艾条压灸治疗颈性眩晕临床观察［J］.上海针灸杂志，2020，39（10）：1290-1294.

［7］ 黄霞，粟胜勇，陈舒，等.基于ERK信号通路探讨电针对神经根型颈椎病模型大鼠镇痛机制的研究［J］.中华中医药学刊，2020，38（2）：195-198.

［8］ 黄小珍，粟胜勇，覃忠亮，等.电针对CSR大鼠神经细胞自噬相关因子Beclin1 mRNA、LC3 mRNA表达的影响［J］.时珍国医国药，2019，30（4）：1012-1014.

［9］ 杨松，孟灵，钟青华，等.电针颈夹脊穴对神经根型颈椎病神经病理性疼痛模型大鼠脊髓背角GFAP、NF-κB及炎性细胞因子表达的影响［J］.针灸临床杂志，2022，38（1）：70-75.

［10］ 潘伟东，陈志标，罗卫平，等.针刺联合推拿治疗瘀血阻络型椎动脉型颈椎病的临床观察［J］.广州中医药大学学报，2021，38（9）：1886-1893.

［11］黄雯雯.深刺颈夹脊及风池穴对颈性眩晕患者颈动脉彩超血液流速改变影响的临床研究［J］.中外医学研究，2021，19（8）：73-75.

［12］李新蓉，姜敏.电针颈夹脊对颈性眩晕患者 TCD 和血浆溶血磷脂酸含量的临床分析［J］.山东医药，2011，51（29）：66-68.

［13］张林子，吴立群，陈睿哲，等.基于数据挖掘的针刺治疗神经根型颈椎病选穴规律分析［J］.中国针灸，2020，40（11）：1259-1262.

［14］戚玉妹，程红亮.程红亮治疗颈源性眩晕的辨证思路探析［J］.实用中医内科杂志，2022，36（3）：99-102.

12. 巨髎

12.1 定位

横平鼻翼下缘，瞳孔直下（图 12-1）。

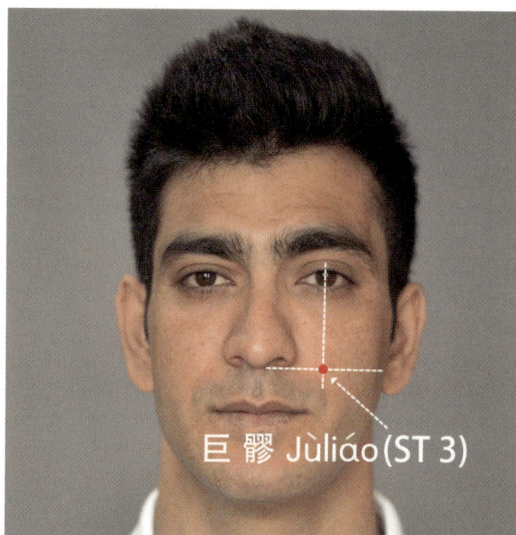

图12-1 巨髎穴定位

12.2 体表解剖及取穴

12.2.1 体表解剖（图 12-2）

鼻翼：外鼻下方，鼻孔周围的呈弧状隆起的部分，由皮肤、皮下软组织及软骨组成。

鼻唇沟：鼻唇沟是面颊部及上颌分开的体表标志，为一由鼻翼外侧向口角延伸的浅沟。

12.2.2 取穴

嘱患者取正坐或仰卧位，双眼平视，保持眼球不动，沿经过瞳孔的垂直线向下轻推，直到位于鼻唇沟外侧，与经过鼻翼外侧缘的水平线交点处，按压有酸胀感，此处即为巨髎穴所在。

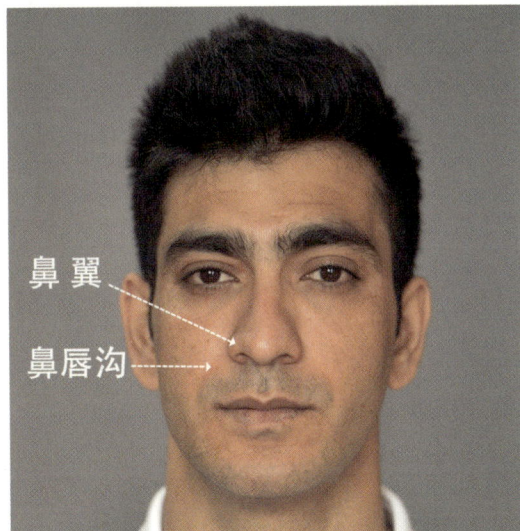

图12-2　鼻翼和鼻唇沟

12.3　解剖关系

巨髎穴处解剖层次依次为皮肤、皮下组织、提上唇肌、提口角肌。皮肤和皮下组织内有上颌神经终支眶下神经分布，肌肉内有面神经颊支分布。此处血管主要为面动、静脉和眶下动、静脉及其相应分支和属支。

12.4　功能和主治

12.4.1　功能

舒筋活络，息风止痉。

12.4.2　主治

主治动眼神经麻痹。

12.5 临床疗效及机制、配穴研究

12.5.1 临床疗效

巨髎治疗动眼神经麻痹有良效

武连仲教授[1-2]使用"维筋相交、巨刺法"治疗动眼神经麻痹取得良好效果，巨髎、额厌二穴用巨刺法有助于平衡经气，调节人体左右之阴阳[1, 3]。刘晓新等[1]在药物治疗的基础上加用维筋相交针刺法治疗卒中后动眼神经麻痹，巨髎、额厌取健侧穴，其他腧穴取患侧，治疗4周后总有效率为82.6%，显著高于药物治疗组的65.2%（$P < 0.05$），且针刺治疗组在改善颈椎活动度复视检查（CROM）评分、瞳孔大小、眼裂宽度、眼球活动度4个观察指标上明显优于药物治疗组，差异有统计学意义（$P < 0.05$）。陈金亮等[4]寻治疗眼肌型重症肌无力的有效疗法，针刺督脉穴大椎、百会、上星，以及睛明、申脉、地仓、巨髎、承泣等与阴阳跷脉交会穴为主，结果显示：基本痊愈20例，约占33.33%，总有效率达91.7%，治疗后肌电图低频重复神经刺激电位衰减百分率较治疗前降低（$P < 0.05$）。

12.5.2 机制研究

目前，尚无关于巨髎治疗动眼神经麻痹的现代医学作用机制研究。但有研究[5]认为巨髎为足阳明胃经精气最旺盛的代表腧穴，针刺巨髎可激发人体正气，调节气血运行；同时，巨髎为阳跷脉与足阳明之会，跷脉有司眼睑开合、濡养眼目之功，针刺巨髎既可发挥跷脉对眼睑的调节作用，外解眼睑不抬之症，又可调动胃经之气血，内养后天之精[6]。

12.5.3 配穴研究

目前尚无专门关于巨髎穴的配伍应用研究，但文献显示巨髎常与四白、额厌等腧穴配伍治疗动眼神经麻痹[1-3, 6]。

12.6 名医传承和临床案例

12.6.1 武连仲[1-2]

武连仲，教授，第三批全国老中医药专家学术经验继承工作指导老师。武连仲以中医辨证理论为总纲，以"维筋相交、巨刺法"理论为特色，采用经络辨证、表里辨证、分期、分型等方法治疗动眼神经麻痹。其主张发病前期以疏散风寒、疏通经络为主，采用毛刺法，选穴少，手法轻；发病中后期以扶助正气、调和气血为主，采用深刺法，选穴多，手法重。其临床选穴以调神开窍穴为主，以具有"窜、动、抽"针感的腧穴为辅，且善用风池四刺、睑缘攀刺、巨刺等手法治疗动眼神经麻痹，疗效显著。

12.6.2 临床案例

李某，女，62 岁，2017 年 2 月 20 日初诊。

主诉：右侧上睑下垂伴视物重影 1 月余。

现病史：患者于 2017 年 1 月 9 日因感冒后出现右侧上睑下垂，伴视物重影，头痛，恶心呕吐，周身乏力，就诊于天津市某医院，查颅脑 MRI 示双侧基底节腔隙灶，考虑动眼神经麻痹（病毒感染），予相关药物（具体不详）治疗后症状无明显好转出院。既往高血压病史 30 余年，平素口服降压药物，血压控制良好。2017 年 1 月 15 日该患者就诊于当地中医院接受针刺治疗，辅以口服维生素 B_1、维生素 B_{12} 片，持续治疗半个月后症状未见明显减轻。刻下症：右侧上睑下垂，伴视物重影，无头晕，间断性偏头痛，纳可，寐可，二便调，舌淡红，苔薄白，脉浮缓。

查体：四肢肌力 5 级，右侧上睑完全下垂，右眼球向外斜视，向内运动受限，瞳孔内侧缘距离内眼角 0.8cm，左右瞳孔不等大，左：右 = 4mm：6mm，右侧瞳孔对光反射减弱。

西医诊断：动眼神经麻痹（右侧）。

中医诊断：睑废（外感风寒）。

治法：疏风散寒，调和气血。

选穴：①巨刺法：巨髎、额厌。②局部配穴：局部睑缘。③邻近取穴：

睛明、四白、阳白、攒竹、鱼腰、丝竹空、瞳子髎。④远隔取穴：风池、曲池、偏历、外关、合谷。

操作： 患者取仰卧位，额厌、巨髎穴均采用巨刺法，先针刺健侧，再针刺患侧，针刺额厌时与皮肤成 45° 角，沿头维方向斜刺 10～15mm，巨髎直刺 10～15mm；局部睑缘采用攀刺法；阳白穴三透，分别向外上方、外下方、内下方斜刺 10mm；攒竹、鱼腰、丝竹空、瞳子髎呈顺时针方向向右平刺 10～15mm；睛明穴皮部浅刺；四白穴直刺 15mm，提插补法，以针刺处周围出现窜、动、抽针感，并向眼部放射为度；风池穴朝对侧眼球内眼角方向，向内、上方斜刺，按照天、人、地三部法提插进针 13～25mm，行针时施以捻转泻法；曲池、偏历、外关、合谷等阳经穴均直刺，沿经脉循行而刺，刺入 15～33mm。留针 30 分钟，每日治疗 1 次，每周治疗 5 次。

针刺治疗第 6 天，患者右侧上睑轻度上抬，眼裂宽度为 6mm，瞳孔较前变小（左：右 =4mm：5mm），仍有眼球运动受限，视物重影，故调整睛明穴刺法，避开眼球，紧靠眶缘垂直进针，深刺 33mm，留针 30 分钟，起针后按压 5 分钟。

针刺治疗第 9 天，患者眼球向内运动受限改善，瞳孔内侧缘距离内眼角 4mm，视物重影有所减轻，偶有头痛，调整远端穴位配伍：取风池、完骨、外天柱（后发际正中直上 0.5 寸，旁开 2.3 寸，天柱穴外 1 寸）、阳溪、曲池、外关、合谷、中诸。

针刺治疗第 13 天，患者右侧上睑明显上抬，眼裂宽度 10mm，眼球向内运动明显改善，瞳孔内侧缘距离内眼角 2mm，右侧瞳孔大小恢复正常（左：右 =4mm：4mm），瞳孔对光反射恢复正常，无头晕头痛。

针刺治疗第 18 天，患者右眼睑完全上抬，左右眼裂大小一致（左：右 = 12mm：12mm），右眼视物略有重影。

针刺治疗第 20 天，患者右眼视物清晰，眼球向内运动正常，患者结束治疗，随访 1 个月，未再复发。

病案解读： 动眼神经麻痹，中医称之为"目偏视""上胞下垂""痿病""睑废"等，属于中医学经筋病之"筋纵"范畴。武连仲认为本病病因病机在于脏腑气血不足和风邪入络，或风痰阻滞经络，或外伤导致瘀血阻滞，从而使气血运行受阻，经络失养，以致眼周筋络功能失约，出现眼球运动异常及眼睑下垂等症状。武连仲认为人体经络气血阴阳相贯，左右对应，上下互调，健侧肢体正气盛，患侧肢体邪气实，故先取健侧颔厌、巨髎以激发人体正气，为祛邪提供能量基础，再针刺患侧腧穴以疏通经络，进而达到抑急扶缓，调节全身气机的目的。

治疗本病关键在于辨证论治，分辨疾病发展阶段及相关证型，按照"理、法、方、穴、术"的原则进行针刺，治疗过程中以"维筋相交"理论为核心，强调巨刺颔厌、巨髎穴时宜先刺健侧，再刺患侧；发病早期风池穴采用循经刺法，发病中后期风池穴采用横刺法等。同时，每个穴位的操作均体现了针刺的手法量学性，即穴位的定位，针刺的角度、深度，行针的力度、幅度、速度及时间达到了客观化、可测量化，使针刺操作具有可复制性，临床具有可推广性。

参考文献

［1］ 刘晓新,吴江莹,赵颖.维筋相交针刺法治疗卒中后动眼神经麻痹临床观察［J］.中国针灸，2020，40（8）：805-809.

［2］ 雷云，孟祥刚，赵琦，等.武连仲教授运用"维筋相交、巨刺法"治疗动眼神经麻痹经验［J］.中国针灸，2018，38（7）：757-760.

［3］ 李树娟，李晶.武连仲教授巨刺止痛针法经验举隅［J］.环球中医药，2017，10（1）：64-66.

［4］ 陈金亮,潘朝,刘艳君,等.针灸奇经络脉为主治疗眼肌型重症肌无力60例（英文）［J］.World Journal of Acupuncture-Moxibustion，2012，22（4）：56-59.

［5］ 冯雅娟，武连仲.武连仲教授治疗动眼神经麻痹经验［J］.天津中医药，2008，25（3）：181-182.

［6］ 刘箐，高兵，宋宗胜，等.唐巍教授针灸治疗动眼神经麻痹经验［J］.浙江中医药大学学报，2021，45（7）：783-786.

13. 廉泉

13.1 定位

在颈前区，喉结上方，舌骨上缘凹陷中，前正中线上（图 13-1）。

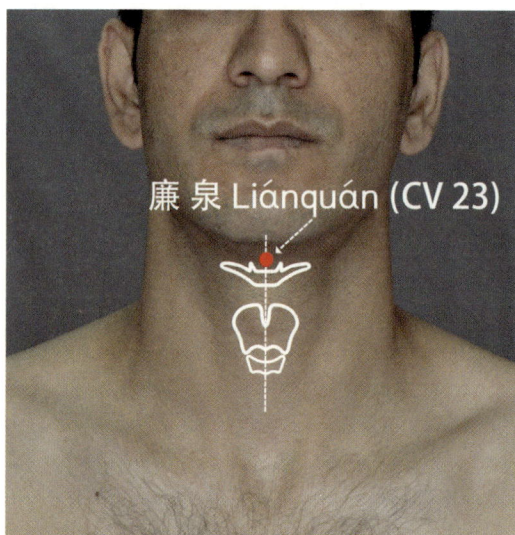

图13-1 廉泉穴定位

13.2 体表解剖及取穴

13.2.1 体表解剖（图 13-2）

舌骨体：舌骨为位于下颌骨与喉部甲状软骨之间的一块 U 形（马蹄铁形）颅骨，其中间部称舌骨体，自舌骨体向后外延伸的长凸起称作舌骨大角，体和大角结合部向上的短凸起称为舌骨小角。大角和舌骨体部可在体表扪及，在甲状软骨上方，用拇指和食指夹持并探向深面可触摸到舌骨，其位于前部中央的部分即为舌骨体，双眼平视时，舌骨体与下颌骨下缘在同一水平。

喉结：为喉部甲状软骨前角上端的凸起，男性喉结更为突出，为男性第二性征标志之一。

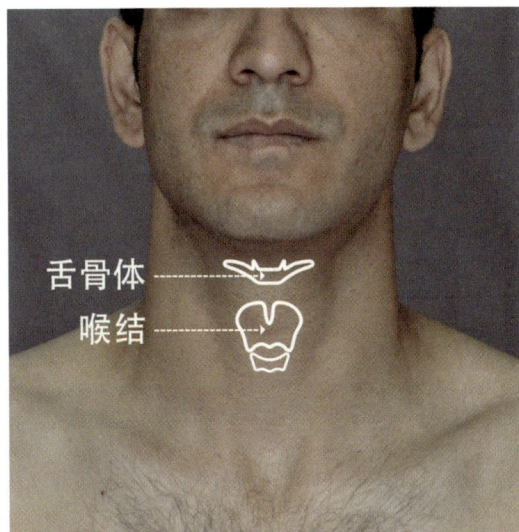

图13-2 舌骨体和喉结

13.2.2 取穴

嘱患者取正坐仰靠位或仰卧位，从喉结处沿着颈前正中线向上扪及舌骨体，其中点上方的稍凹陷处，约位于下颌骨下缘与喉结中间，即为廉泉穴所在。

13.3 解剖关系

廉泉穴处层次为皮肤、皮下组织（含颈阔肌）、下颌舌骨肌、颏舌骨肌、颏舌肌。该穴位皮肤和皮下组织内有颈横神经上支分布，颈阔肌内有面神经颈支分布。深层肌肉有舌下神经分支分布，肌肉间有舌动脉的分支和舌静脉的属支分布。

13.4 功能和主治

13.4.1 功能

疏风泻热，清咽利喉。

13.4.2 主治

治疗脑卒中后吞咽困难。

13.5 临床疗效及机制、配穴研究

13.5.1 临床疗效

13.5.1.1 深刺廉泉治疗脑卒中吞咽困难疗效较佳

李婷婷等[1]通过 Meta 分析发现在治疗吞咽困难的经穴中使用频次最高的腧穴为廉泉，廉泉能治疗吞咽困难、舌缓不语、失音等舌咽部疾患，是临床治疗中风后吞咽障碍的必选穴。孟迎春和冯声旺等[2-3]发现深刺廉泉（针刺得气后，向舌根方向推进留针，深度 50～70mm）能有效改善中风后吞咽功能障碍，临床效果更佳，总有效率分别达到 95.3% 和 86.7%。

13.5.1.2 电针可提高脑卒中后吞咽困难疗效

李婷婷等[1]评价分析针刺及电针治疗对中风后吞咽障碍的疗效，结果发现脑卒中后吞咽障碍患者中采用电针治疗的显效率高于其他治疗方式。张立志等[4]在廉泉等穴采用不同频率（低频 2Hz，高频 10Hz）电针治疗中风后吞咽障碍的临床疗效，结果显示：低频组治疗效果无论是在主要评定指标［电视 X 线透视吞咽功能（VFSS）］还是在次要评定指标［洼田饮水试验评级、标准吞咽功能评定量表（SSA）］都要优于高频组，总有效率可达 93.3%。程富香等[5]发现在常规药物治疗的基础上，采用美国国立卫生研究院卒中量表（NIHSS）、VFSS 对 3 组患者（针刺 A 组采用针刺廉泉穴治疗，针刺 B 组采用针刺合谷、内关穴治疗，康复组采用吞咽康复训练治疗）

治疗前后神经功能缺损及吞咽功能进行评分，比较 3 组的临床疗效及肺炎发生率，结果发现：3 组的 NIHSS 评分、VFSS 评分均明显改善，且针刺 A 组评分明显优于其他 2 组（$P < 0.05$），总有效率达 95.0%。

13.5.2 机制研究

13.5.2.1 针刺廉泉可刺激局部神经调控相关肌肉

孙秀顾等[6]发现针刺廉泉能刺激喉上神经、副交感神经，改善局部微血管和淋巴管循环，从而直接或间接改善吞咽功能障碍。程富香等[5]发现针刺廉泉能直接调整颏舌肌的屈伸、咽缩肌的吞咽功能和环甲肌的发音功能。

13.5.2.2 针刺廉泉可激活特异性脑功能区活动

王琳[7]发现在生理状况下电针廉泉、风府穴对双侧吞咽运动皮层具有特异性的激活作用，并且此激活作用的机制可能与大脑可塑性有一定的联系。顾丽雅[8]发现不同脑区对不同频率信号有所偏好，在下丘脑和脑干的一些核团，2Hz 电针引起的反应远远大于 100Hz 电针。赵家莹[9]证实针刺廉泉穴可影响孤束核吞咽相关神经元的放电，进而诱发吞咽运动。

13.5.3 配穴研究

王舒环等[10]发现廉泉为治疗脑卒中后吞咽障碍核心穴位，金津 - 玉液，金津 - 玉液 - 廉泉，金津 - 玉液 - 廉泉 - 风池等为常用穴位组合。陈诗玲等[11]发现针刺治疗神经性吞咽困难的常用腧穴配伍亦以廉泉、风池配合风府、金津及玉液为主要针刺处方，总使用率达 70% 以上。

13.6 名医传承和临床案例

13.6.1 郝学君[12]

郝学君，教授，博士研究生导师，第五批全国老中医药专家学术经验继承工作指导老师，辽宁中医药大学附属第二医院主任医师，擅长治疗中风、面肌痉挛、面神经麻痹、偏头痛、三叉神经痛等神经系统常见病，尤擅采用针灸治疗各种疑难杂症。郝学君通过多年的临床实践，对中风后吞咽障碍的机制与治疗见解独到。郝学君认为临床上能否准确判定某些疾病的"病灶"是针刺能否有效的关键。卒中后吞咽困难的"病灶"包括两个层面：一是在脑，二是表现于外的局部病变。在其"近病灶"（"近病灶"是接近病灶之意）治疗思想的指导下采取头针和体针相结合方式治疗本并发症，取得了显著的临床疗效。

13.6.2 临床案例

张某，女，67岁，2016年10月5日初诊。

主诉：右侧肢体活动不利7个月。

现病史：患者于7个月前突发右侧肢体无力，就诊后查头CT提示脑干出血，经对症治疗后，遗留右侧肢体活动不利、语言不利、吞咽困难等症状，诸症未见明显好转，为求康复治疗而前来就诊。刻下症：右侧肢体半身不遂、麻木，舌强语謇，吞咽困难，饮水呛咳，胸闷、胁胀，留置胃管，鼻饲饮食，寐可，小便正常，大便干。

查体：神清，言语不利，鼻唇沟对称，伸舌右偏，吞咽障碍，右侧肢体肌力4级，肌张力亢进，左侧肢体肌力、肌张力正常，肱二头肌、肱三头肌肌腱反射左侧（++）、右侧（+++），跟腱反射左侧（++）、右侧（+++），巴宾斯基征左侧（－）、右侧（+）。

西医诊断：中风后遗症。

中医诊断：中风病（中经络）。

治法：通经活络，清咽利喉。

选穴：头针取病灶侧平衡区，配合电针。体针取风池、风府、廉泉、内关、太溪、肩髃、肩髎、曲池、手三里、合谷、血海、阳陵泉、三阴交、太冲，诸穴均采用捻转平补平泻手法。

操作：

头针操作：患者取坐位，待刺穴区的皮肤进行常规消毒，将毫针刺入头皮下，使针尖抵到颅骨骨面上，采用平补平泻手法，得气后在穴区分别连接电针仪，强度以患者耐受为度，留针 30 分钟，每天 1 次，10 天为 1 个疗程。

体针操作：患者取坐位，待刺穴位处的皮肤进行常规消毒。风池穴，毫针向鼻尖方向斜刺 0.8～1.2 寸；针刺风府穴时，毫针稍向上斜刺，使针尖抵到枕骨粗隆下部骨面；廉泉穴，向咽喉部刺入 0.5～0.8 寸。以上治疗每天 1 次，每次留针 30 分钟，10 天为 1 个疗程。

其他：配合本院脑病科住院相关治疗，包括中药汤剂、雷火灸、中药熏洗及静脉滴注西医营养脑细胞药物等。

治疗 2 个疗程后，患者舌强语謇、吞咽困难、饮水呛咳等症状明显改善，已撤去鼻饲，吞咽功能已基本恢复，病情好转出院。

病案解读：吞咽障碍为中风数十种并发症之一，对患者身心健康带来的影响较大。郝学君认为临床上能否准确判定某些疾病的"病灶"是针刺能否有效的关键。在此思想的指导下，其临床常选用头针和体针相结合的方法。其中头针选用运动区下 2/5，主要治疗对侧运动性失语、吞咽障碍、流涎，而平衡区相当于脑干及小脑在头皮上的投影[13]。平衡区也是治疗该并发症的有效穴区，治疗时应注意依据病情选取相应的穴区。体针选取局部腧穴如风池、风府、廉泉等穴。廉泉穴位属任脉，该穴下方为喉门，深部是会厌，有舌肌和甲状舌骨肌，深层有舌下神经的分支，是治疗呛咳、失语的重要穴位。本案例中，患者的主诉是右侧肢体活动不利伴吞咽困难，其病位在脑和咽[5]。郝学君将其"近病灶"思想运用到该病的治疗中，选取头针结合体针的方式，疗效确切。

参考文献

[1] 李婷婷, 冯路达, 孙千惠, 等. 针刺及电针治疗脑卒中后吞咽障碍随机对照试验 Meta 分析及 GRADE 证据级别评价 [J]. 世界中西医结合杂志, 2021, 15 (6): 804-811, 816.

[2] 孟迎春, 王超, 尚士强. 廉泉穴针刺深度对中风后吞咽障碍的疗效影响：随机对照研究 [J]. 中国针灸, 2015, 35 (10): 990-992.

[3] 冯声旺, 曹淑华, 杜淑佳, 等. 针刺配合吞咽训练治疗脑卒中后吞咽障碍：随机对照研究 [J]. 中国针灸, 2016, 36 (4): 347-350.

［4］　张立志，许能贵，李如良，等．不同频率电针廉泉、风府穴治疗中风吞咽障碍临床研究［J］．中国针灸，2018，38（2）：115-118.

［5］　程富香，陈恬．针刺廉泉穴治疗卒中后吞咽困难疗效观察［J］．中国针灸，2014，34（7）：627-630.

［6］　孙秀颀，周鸿飞．廉泉与旁廉泉局部解剖与吞咽障碍治疗相关性探讨［J］．辽宁中医药大学学报，201，18（8）：147-148.

［7］　王琳．生理状态下电针任督脉经穴对吞咽运动皮层的作用研究［D］．广州：广州中医药大学，2016.

［8］　顾丽雅．不同频率电针治疗气虚型慢性功能性便秘的临床观察［D］．广州：广州中医药大学，2016.

［9］　赵家莹．针刺任督脉经穴对脑干吞咽中间神经元的调节作用［D］．广州：广州中医药大学，2015.

［10］　王舒环，张浩洋，刘海涛，等．针刺治疗脑卒中后吞咽障碍取穴规律文献研究［J］．中医杂志，2017，58（16）：1412-1415.

［11］　陈诗玲，倪光夏．针刺治疗神经性吞咽困难选穴规律文献研究［J］．中医杂志，2015，56（15）：1335-1338.

［12］　孙晶，王博，张松兴．郝学君"近病灶"针刺治疗中风后吞咽障碍经验介绍［J］．新中医，2018，50（2）：190-192.

［13］　朱杰彬．运动针法配合背俞穴艾灸治疗卒中后平衡障碍的临床研究［D］．广州：广州中医药大学，2014.

14. 率谷

14.1　定位

耳尖（角孙）直上入发际 1.5 寸。说明：咀嚼时，以手按之有肌肉鼓动（图 14-1）。

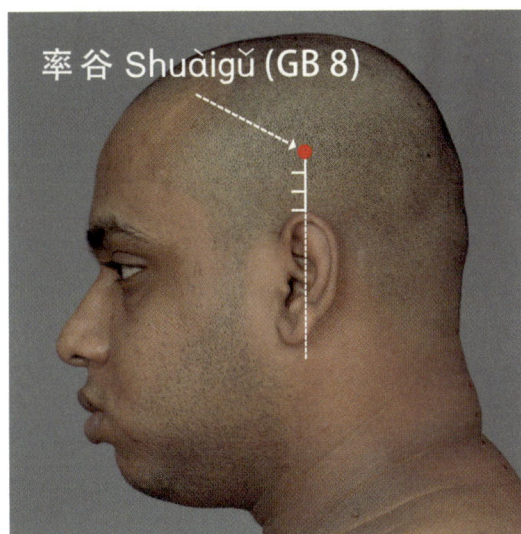

图14-1　率谷穴定位

14.2　体表解剖及取穴

14.2.1　体表解剖

耳尖（图 14-2）：外耳郭向前折叠后最高点处。

14.2.2　取穴

嘱患者取正坐或侧伏位，将其耳郭向前折叠取最高点处即为耳尖，在耳尖正上方，侧发际线上两横指处取穴。

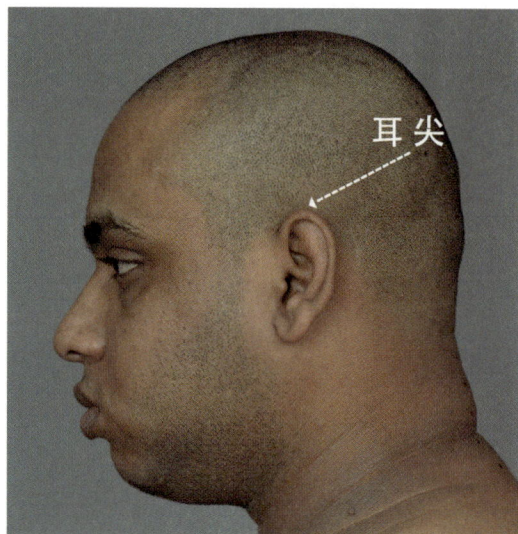

图14-2　耳尖

14.3　解剖关系

　　率谷穴位于头侧部颞区，此区的软组织层次由浅入深依次为皮肤、皮下组织、颞筋膜、颞肌和颅骨外膜。此处皮肤移动性较大，在皮下组织内有颞浅动、静脉顶支和三叉神经第 3 支下颌神经分支耳颞神经分布。

14.4　功能和主治

14.4.1　功能

　　降浊升清，疏经通络，镇惊止痛。

14.4.2　主治

　　主治偏头痛。

14.5 临床疗效及机制、配穴研究

14.5.1 临床疗效

率谷透刺治疗偏头痛疗效较佳

王文通等[1-4]基于数据挖掘技术分析单纯针刺治疗偏头痛的取穴规律，结果发现率谷是治疗偏头痛的常用腧穴之一。段凯旋等[5]系统评价少阳经透刺对比常规针刺对偏头痛的治疗效果，结果显示少阳经透刺相对于常规针刺治疗偏头痛有更好的疗效。钮飞峰等[6]观察少阳经穴透刺治疗无先兆偏头痛的临床疗效，治疗组以手足少阳经穴透刺（丝竹空透率谷、率谷透曲鬓等）为主，结果显示：治疗组总有效率为86.7%，显著高于对照组的73.3%，差异有统计学意义（$P<0.05$），治疗组治疗后症状评分、VAS评分、偏头痛残疾程度评估问卷（MIDAS）评分与对照组治疗后比较，差异均有统计学意义（$P<0.01$）。周玉松等[7]观察采用丝竹空透率谷为主治疗偏头痛的临床疗效，治疗组取患侧丝竹空透率谷，酌配风池、外关，结果显示：透刺组的总有效率达90.0%，显著高于对照组的56.7%，差异有统计学意义（$P<0.05$）。

14.5.2 机制研究

14.5.2.1 透刺率谷可改善血液流变学指标

蔡玉颖等[8]研究太阳透刺率谷法治疗偏头痛的作用机制，采用经颅多普勒超声（TCD）检测患者的大脑前动脉（ACA）、大脑中动脉（MCA）、大脑后动脉（PCA）的最高平均血流速度，结果显示：透穴刺法能够降低发作期偏头痛患者颅内动脉的血流速度，缓解脑血管性痉挛而达到治疗目的。谢红玉等[9]研究丝竹空透率谷为主治疗偏头痛的机制，观察患者血液的全血黏度、血浆黏度、红细胞压积、红细胞聚集指数、红细胞沉降率的变化，结果显示透刺组的血液流变学指标较治疗前显著降低，提示丝竹空透率谷治疗偏头痛与降低患者血液流变学指标有关。

14.5.2.2 针刺率谷可调节功能异常脑区及激活疼痛情感相关脑区

刘姗姗等[10]基于静息态功能磁共振成像（rs-fMRI），观察针刺治疗无先兆偏头痛的疗效及针刺前后静息态脑功能连接（FC）的变化，结果发现：无先兆偏头痛患者存在 FC 异常脑区，治疗前，观察组中脑导水管周围灰质（PAG）- 右侧小脑 8 区 FC 强度与头痛 VAS 评分呈负相关（r=-0.41，P ＜0.05）；治疗后，观察组 PAG- 左侧楔前叶 FC 强度与头痛天数改善值呈正相关（r=0.40，P ＜0.05），提示针刺可以通过调节功能异常脑区及激活疼痛情感相关脑区改善偏头痛的发作症状。罗诗蕾等[11]基于任务态脑功能磁共振成像方法，从疼痛相关脑功能网络层面探究电针率谷穴的特异性中枢响应机制，结果显示：患者组电针前后对照，左侧前扣带回与左侧三角部额下回、左右额中回功能连接增强，右侧前扣带回与左侧三角部额下回、左侧额上回、左右额中回功能连接增强，提示电针率谷穴能调制前扣带回与执行控制网络的功能连接，这可能是其治疗偏头痛的中枢机制之一。

14.5.3 配穴研究

有研究[1, 3]发现率谷和风池是治疗偏头痛支持度最高的穴位组合。张瑞瑞等[2]基于数据挖掘技术分析针灸治疗偏头痛的选穴规律，结果发现太阳，头维 - 率谷是支持度和置信度比较高的腧穴配伍之一。

14.6　名医传承和临床案例

14.6.1　王麟鹏[12]

王麟鹏从事针灸临床、教学与科学研究 30 余年，继承国医大师贺普仁和金针王乐亭等多位针灸名家的学术思想，在中医针灸和中西医结合神经病学专业积累了丰富的经验。王麟鹏根据自己多年来从事针灸临床的经验总结出针刺"逐邪"思想，并在此思想的指导下，对针刺治疗偏头痛形成了一套操作有度、疗效确切的针刺治疗方法。他认为要根据偏头痛患者的感邪原因、邪气特点确定不同的针刺方案：风邪为主者宜用毫针，逐风勿忘解表；寒邪为主者宜用火针，逐寒勿忘通络；湿邪为主者宜用毫针，逐湿注意理气调脾；火邪为主者宜用毫针，逐火注意清肝；血瘀为主者宜用放血，逐瘀勿忘调经；气郁为主者宜用毫针，逐郁勿忘调神。同时王麟鹏强调足太阳膀胱经、足少阳胆经、足厥阴肝经在治疗偏头痛中具有重要作用。

14.6.2 临床案例

李某，男，51 岁，2019 年 10 月 20 日初诊。

主诉： 间断头痛 10 余年，加重 1 天。

现病史： 患者 10 余年前因外出头部受寒后开始出现头痛，以右颞侧为主，呈跳动，伴恶心，每次持续数小时，呈中重度发作，多在受风受寒后发作，得热可缓解，疼痛发作前无先兆，有畏光畏声表现。近 1 年来每月发作 4～6 次，头部怕冷，患者多次行头颅 CT、头部 MRI 检查未见异常。1 天前患者外出头部受寒，再次出现头痛，以右颞侧为主，跳痛，疼痛程度剧烈，伴恶心，呕吐 1 次，自诉发作时不敢睁眼，在家中自服去痛片稍缓解，今日再次出现疼痛，故前来就诊。刻下症：头痛，以右颞侧为主，呈搏动性，无恶心呕吐，睡眠差，纳可，二便调，舌质暗，苔白略厚，脉沉细。

既往史： 高血压病史 6 年，服用硝苯地平治疗，血压控制尚可，否认其他病史。

西医诊断： 偏头痛。

中医诊断： 头痛（寒邪阻滞）。

治法： 祛寒温经，疏通经络。

选穴： 百会及双侧头维、率谷、太阳、风池、太冲。

操作： 考虑患者病因较明确，治疗首先取右颞侧膀胱经及胆经应用火针进行散刺（不选取固定穴位）。选取贺氏火针中的细火针（0.5mm×40mm），将酒精棉球点燃后，用外焰加热针体至微红白后迅速点刺，深度 1～2mm，并立即出针，用消毒干棉球重压针孔以防出血。然后行针刺治疗，其中百会及双侧头维、率谷、太阳穴使用针灸针（0.30mm×40mm），诸穴均用平刺透穴法，进针约 25mm 后捻转，以泻法为主；风池穴采用透对侧风池穴进针，进针约 15mm 后应用捻转，泻法为主；太冲穴直刺 25mm。留针 30 分钟。

当日治疗 1 次后患者便感觉头痛明显缓解，后患者因工作忙碌，每周只能行针刺治疗 3 次，每次治疗均应用火针点刺右侧膀胱经及胆经；连续针刺 2 周，其间患者头痛发作 2 次，头痛持续时间较前明显缩短，未再服用止痛药物，头部恶寒恶风感较前好转。后再治疗2周，患者未再发作头痛，后停止治疗。随访2个月，患者仅出现1次轻度头痛发作。

病案解读：针刺"逐邪"是王麟鹏在多年临床工作中总结出的一套针刺治疗思路，认为"邪之所生"是疾病产生的基本因素。王麟鹏认为在偏头痛的治疗中逐邪与扶正是最重要的两个环节，可以贯穿整个偏头痛的治疗周期，但需要根据患者的具体情况选择合适的逐邪方法。

该患者为感寒后出现头痛，结合患者舌脉，辨证考虑为寒邪侵袭头部经络造成头部经络不通，出现急性头痛，因此在治疗时采用了火针点刺后复行针刺治疗的方法。火针点刺取其病侧膀胱经及胆经，既符合经络辨证特点，也为阿是穴选穴，后应用毫针针刺加强疏通经络效果，患者经治疗取得了较好的治疗效果。

参考文献

［1］ 王文通，王恩忠，李胜，等.基于数据挖掘技术分析单纯针刺治疗偏头痛的取穴规律［J］.中国中西医结合影像学杂志，2021，19（4）：307-310.

［2］ 张瑞瑞，李佩芳.基于数据挖掘针灸治疗偏头痛选穴规律［J］.河南中医，2022，42（9）：1415-1420.

［3］ 罗济璇，卢阳佳，黄泳，等.针灸治疗偏头痛取穴规律探究［J］.现代中西医结合杂志，2012，21（16）：1711-1714.

［4］ 韩鹏，温静，吴慧慧，等.基于复杂网络探析针灸治疗偏头痛的腧穴配伍规律［J］.针刺研究，2022，47（2）：171-176.

［5］ 段凯旋，朱炜，毛芳群，等.少阳经穴位透刺对比常规针刺防治偏头痛的Meta分析［J］.中国民族民间医药，2019，28（1）：58-64.

［6］ 钮飞峰，陆顺庠，欧阳八四.少阳经穴透刺治疗无先兆偏头痛30例［J］.针灸临床杂志，2016，32（12）：56-59.

［7］ 周玉松，吕有魁，何宗宝.丝竹空透率谷治疗偏头痛疗效观察［J］.中医药临床杂志，2006，18（6）：536-537.

［8］ 蔡玉颖，王顺.透穴刺法治疗偏头痛的临床疗效及对脑血流速度的影响［J］.中国针灸，2006，26（3）：177-179.

［9］ 谢红玉，叶国传，金妮，等.穴位透刺治疗偏头痛的临床疗效观察［J］.临床医药文献电子杂志，2019，6（84）：74-75.

［10］ 刘姗姗，魏翔宇，罗诗蕾，等.针刺治疗无先兆偏头痛的静息态功能磁共振

研究［J］．中国针灸，2022，42（10）：1094-1100．

［11］罗诗蕾，刘姗姗，魏翔宇，等．电针率谷穴任务对偏头痛患者疼痛相关脑网络的影响［J］．中国中医基础医学杂志，2022，28（9）：1483-1487．

［12］王少松，温雅丽，马昕宇．王麟鹏教授基于逐邪思想针刺治疗偏头痛经验［J］．环球中医药，2020，13（12）：2135-2137．

15. 颧髎

15.1 定位

颧骨下缘，目外眦直下凹陷中（图 15-1）。

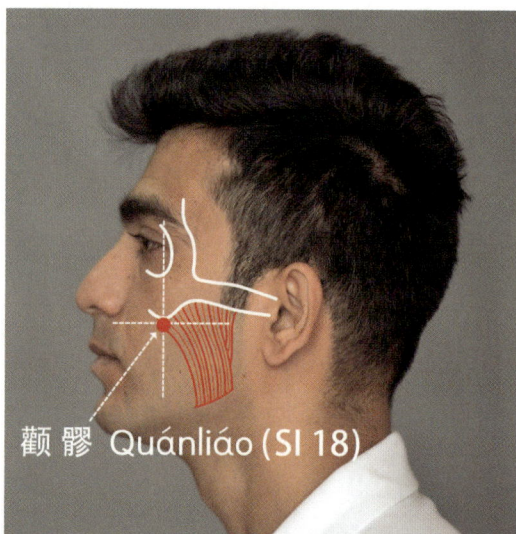

图15-1 颧髎穴定位

15.2 体表解剖及取穴

15.2.1 体表解剖（图 15-2）

眼外眦：眼外角，为上下眼睑在外侧（颞侧）的联合处，呈锐角，距眶缘 5～7mm。

颧骨下缘：颧骨为面颅骨之一，位于眼眶的外下方，在面颊部形成明显的骨性凸起。其下缘可在面中部前面扪及。

15.2.2 取穴

嘱患者取侧坐位，沿着经过眼外眦的垂线向下方推摸，一般会经过面部颧骨的最高点，在此点下方可扪及颧骨下缘，此处有一凹陷，即为颧髎穴所在，该穴约与内侧的迎香穴在同一水平。

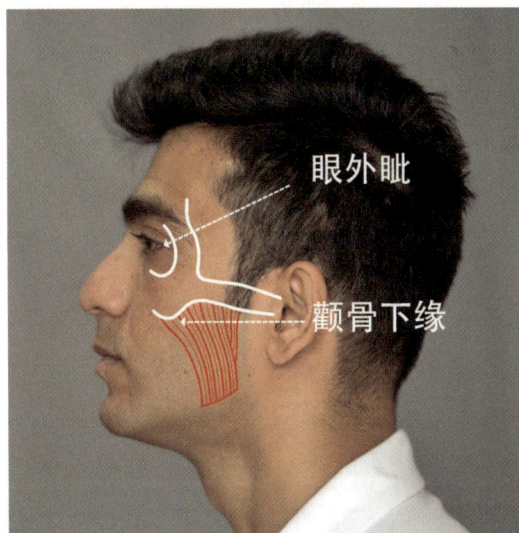

图15-2　眼外眦和颧骨下缘

15.3　解剖关系

颧髎穴处解剖层次为皮肤、皮下组织、颧肌、咬肌起始部、颞肌。该穴位皮肤和皮下组织内有眶下神经分布。颧肌内有面神经颊支分布，咬肌和颞肌内有下颌神经分支分布。深层咬肌表面布有面横动脉及其分支，面横静脉及其属支。

15.4　功能和主治

15.4.1　功能

祛风镇痉。

15.4.2　主治

主治面肌痉挛，兼治三叉神经痛等疾病。

15.5 临床疗效及机制、配穴研究

15.5.1 临床疗效

15.5.1.1 颧髎治疗面肌痉挛有良效

有研究[1-2]基于数据挖掘技术研究面肌痉挛针刺治疗的选穴规律及核心处方，结果显示颧髎是治疗面肌痉挛频率比较高的腧穴之一。于建军等[3]观察雷火灸配合缪刺治疗原发性面肌痉挛的临床疗效，观察组采取雷火灸配合缪刺的方法，雷火灸条行悬起灸，选取患侧阳白、攒竹、太阳、四白、颧髎等穴，采用雀啄灸、回旋灸相结合的灸法，缪刺选取健侧阳白、攒竹、太阳、四白、颧髎等穴，结果显示：观察组的总有效率达91.18%，显著高于对照组的60.61%，差异有统计学意义（$P < 0.05$）。白浩斌等[4]寻找提高治疗面肌痉挛临床疗效的最佳方法，电针透穴组穴取下关、颊车、地仓、颧髎穴，下关、颊车、地仓分别向颧髎穴透刺，颧髎向地仓透刺，然后接通 G6805-Ⅲ型电针仪，采用疏密波强刺激，以患者能耐受为度，结果显示：电针透穴组总有效率达98.9%，显著高于对照组的80.0%，差异有统计学意义（$P < 0.05$）。

15.5.1.2 颧髎治疗三叉神经痛有良效

翟培杞等[5]基于中医传承辅助系统软件（V2.0 版本），采用数据挖掘技术，分析针灸治疗三叉神经痛的选穴规律，结果显示：颧髎穴是治疗三叉神经痛最常用的腧穴之一，使用频率仅次于下关。陶圣余等[6]分析针灸治疗三叉神经痛的选穴规律，结果显示：颧髎穴是针灸治疗三叉神经第2支经痛最常用的腧穴之一，频率仅次于阳白。徐斯伟等[7]观察电针配合温灸治疗三叉神经痛的疗效，治疗组采用电针配合温灸治疗，主穴取患侧风池、下关、颧髎、扳机点，下关、颧髎为一组，受累三叉神经分支每一支再各选一组穴位接 G6805 电针仪，选疏密波型，同时于下关、颧髎之间，距离皮肤 2～3cm 处进行回旋温灸，结果显示：治疗组的愈显率达76.5%，显著高于对照组的51.6%，差异有统计学意义（$P < 0.05$）。常雪利[8]观察透穴

配合穴位注射及 TDP 治疗原发性三叉神经痛临床疗效，透穴组采用下关透颧髎，穴位注射患侧颧髎、合谷和牵正，结果显示：透穴配合穴位注射及 TDP 治疗组总有效率为 96.9%，显著高于对照组的 75.0%，差异有统计学意义（$P < 0.05$）。

15.5.2 机制研究

目前尚无实验阐明颧髎穴治疗面肌痉挛或三叉神经的机制。但大多学者认为电针颧髎穴对痉挛状态的面肌有一定的调整作用，其主要通过电流产生电场和磁场，使电磁波穿透颅骨作用于大脑皮层中央前回运动中枢，运动中枢接受刺激后将抑制信号传递到面神经，从而对异常兴奋的面肌纤维产生较好的抑制性作用。

15.5.3 配穴研究

林少霞等[9]基于数据挖掘研究针灸治疗面肌痉挛的选穴规律，结果显示"太冲 - 合谷 - 地仓 - 颧髎 - 太阳 - 四白"为核心穴位。冯楚文等[2]基于集合可视化分析系统与 Apriori 算法探索针灸治疗面肌痉挛的选穴规律，结果显示颧髎 - 四白 - 太阳 - 颊车是最常用的腧穴组合之一。

翟培杞等[5]分析针灸治疗三叉神经痛取穴规律，结果显示地仓 - 攒竹 - 颧髎是治疗三叉神经置信度较高的配伍之一。

15.6 名医传承和临床案例

15.6.1 陈全新[10]

陈全新，广东省名老中医，第三批全国老中医药专家学术经验继承工作指导老师。陈全新从事针灸临床 60 余年，独创了"飞针"疗法。其治疗面肌痉挛时提倡重视病因，辨证施治；结合辨经，分析病位；无痛飞针，分级补泻；以静制动，安神镇形。

陈全新独创的岭南陈氏飞针手法克服了传统针刺的疼痛问题，其进针刺入迅速，痛感极其轻微，而且由于医者持针手指不接触针体，更安全卫生，临床上深受面肌痉挛患者的欢迎。陈全新对针刺补泻手法也颇有研究，他根据不同的运针频率、强度和持续时间，把"补虚泻实"的刺激量分为轻、平、大三度，即轻补、平补、大补，轻泻、平泻、大泻。陈全新认为因人、因病、因时恰如其分地运用补泻手法十分重要，临床上治疗面肌痉挛亦是如此，不同患者应在辨证的基础上选用不同的针刺手法，即使是同一患者，其处在疾病的不同阶段，针刺手法也应根据具体情况而灵活辨证施治。

15.6.2　临床案例

缪某，男，42 岁，2016 年 8 月 25 日初诊。

主诉： 左面部肌肉不规律抽动 5 天。

现病史： 患者诉 5 天前参加会议时空调风吹着项背已自觉不适，当日晚上便发现左侧面部肌肉开始阵发性抽动。刻下症：左侧面部肌肉不自主地抽动，以上眼睑为主，精神欠佳，伴恶风寒，背部尤甚，后头痛，左耳有胀闷感，胃纳一般，夜寐尚安，二便可，舌质暗淡，苔白，脉弦。

辅助检查： 头颅 CT 检查未见异常。

西医诊断： 面肌痉挛（原发性）。

中医诊断： 面眴（风邪袭络）。

治法： 祛风散寒，温经通络。

选穴： 左侧攒竹、颧髎，双侧风门、膈俞、阳陵泉、外关、足临泣。

操作： 以上诸穴皆以陈氏飞针手法无痛进针，针刺攒竹、颧髎穴不行手法，余穴皆予轻泻法，留针 30 分钟，红外线照射项背穴。隔天治疗 1 次，6 次为 1 个疗程。

隔天复诊，患者述面部肌肉阵发性抽动较前略有缓解，精神好转，背部恶风寒改善，头痛、左耳胀闷感消失，舌脉无变化。予原方继续治疗，1 个疗程后症状消失，随访半年未再发。

病案解读： 该患者属于典型的风邪袭络类型，临床十分多见，治疗上宜祛风通络。观察其痉挛发作部位，以一侧上眼睑肌肉为主，加之其发病前有项背受风寒史和伴有后头痛、背寒、左耳胀闷感等症状，可判断此为太阳经脉受风寒，太阳、少阳经筋失于濡养，选穴应以太阳、少阳经穴位为主。攒竹、颧髎皆为太阳经在颜面部的经穴；风门、膈俞为太阳经背部腧穴，能治疗经脉所过之疾，加之风门为祛风要穴，膈俞为八会穴之血会，古有"治风先治血，血行风自灭"一说；阳陵泉既是足少阳胆经之合穴，又是八会穴之筋会，为治疗筋肉病的要穴；足临泣既是足少阳经之输穴，又为八脉交会穴，与手少阳三焦经的络穴外关相配，足临泣通带脉，外关通阳维脉，可治疗目锐眦、耳后、颊、颈项部之疾。这样远近循经配穴精简而全面，既有效地达到了祛风活血养血之效，还避免了局部频繁刺激而造成的穴位疲劳。另外，此患者病程短，病证以表证为主，病位在络在筋，相对轻浅，且患者正气未伤，因此针刺手法不宜过重，以防引邪深入。局部穴位进针手法要轻，不行针刺手法，不强调针感，远端选穴可行平泻法以加强祛风通络之效。

参考文献

［1］ 陈雅芳，李滋平.基于数据挖掘的针灸治疗面肌痉挛选穴规律分析［J］.针灸临床杂志，2020，36（9）：44-48.

［2］ 冯楚文，屈媛媛，王庆勇，等.基于集合可视化分析系统探索针灸治疗面肌痉挛的选穴规律［J］.针灸临床杂志，2021，37（1）：63-69.

［3］ 于建军，闵冬梅，梅成，等.雷火灸配合缪刺治疗原发性面肌痉挛的临床疗效观察［J］.中医药信息，2015，32（6）：91-93.

［4］ 白浩斌，马学清，张军.电针透穴治疗面肌痉挛临床观察［J］.临床和实验医学杂志，2007，6（6）：149-150.

［5］ 翟培杞，孙炜，董迹菲，等.针灸治疗三叉神经痛取穴规律文献分析［J］.山东中医药大学学报，2015，39（1）：16-18.

［6］ 陶圣余，徐雯，高照，等.针灸治疗三叉神经痛的用穴规律分析［J］.中国针灸，2016，36（2）：207-211.

［7］ 徐斯伟，胡蔚琼.电针配合温灸治疗三叉神经痛疗效观察［J］.上海针灸杂志，2010，29（2）：97-98.

［8］ 常雪利.透穴配合穴位注射及 TDP 治疗原发性三叉神经痛［J］.中医临床研究，2012，4（8）：39-40.

［9］ 林少霞，陈浩佳，卓缘圆，等.基于数据挖掘探究针灸治疗面肌痉挛的选穴规律［J］.广州中医药大学学报，2021，38（11）：2440-2446.

［10］ 张洁怡，李颖，马碧茹，等.陈全新治疗面肌痉挛的经验浅析［J］.中华中医药杂志，2020，35（3）：1289-1292.

16. 人迎

16.1 定位

横平喉结，胸锁乳突肌前缘，颈总动脉搏动处（图 16-1）。

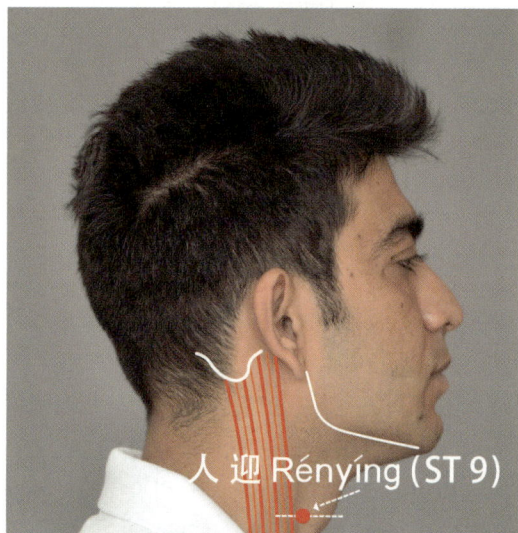

图16-1 人迎穴定位

16.2 体表解剖及取穴

16.2.1 体表解剖（图 16-2）

胸锁乳突肌：位于颈部两侧。有两头分别起自胸骨柄前面和锁骨的胸骨端，二头会合斜向后上方，止于颞骨乳突。在体表可看到该肌轮廓，为颈前区重要体表标志。当头后伸时，双侧胸锁乳突肌轮廓明显；当头屈向一侧，脸转向对侧时，该侧胸锁乳突肌轮廓明显。

喉结：为喉部甲状软骨前角上端的凸起，男性喉结更为突出，为男性第二性征标志之一。

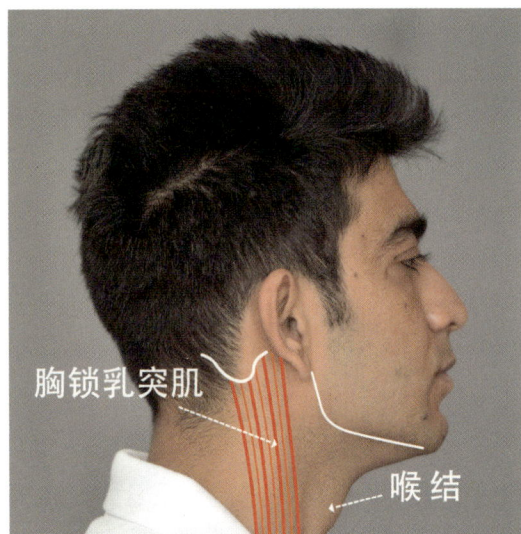

图16-2　胸锁乳突肌和喉结

16.2.2　取穴

嘱患者取正坐或仰靠位，从喉结往外侧量两横指，外侧指尖可触及胸锁乳突肌前缘处有动脉搏动，该处即为人迎穴。

16.3　解剖关系

人迎穴处皮肤和皮下组织内有颈神经皮支颈横神经及面神经颈支分布。皮下组织内还有颈阔肌、颈前静脉及其属支。深层在胸锁乳突肌前缘与甲状软骨接触部有甲状腺上动脉，还有颈总动脉分叉为颈内、外动脉处的颈动脉球，最深层为交感神经干。

16.4　功能和主治

16.4.1　功能

活血散风，消肿理气，清咽利膈。

16.4.2 主治

主治高血压，兼治吞咽困难等疾病。

16.5 临床疗效及机制、配穴研究

16.5.1 临床疗效

16.5.1.1 针刺人迎穴降压效果较佳

刘楠等[1]系统评价针刺人迎穴为主治疗原发性高血压的疗效及安全性，结果显示：针刺人迎穴对收缩压即刻降压作用较明显；针刺组方对即刻血压、24小时平均血压、日间血压、夜间平均收缩压、血压负荷、日间收缩压变异性及夜间血压变异性都有明显下降作用。陈宥伊等[2]通过 Meta 分析定量系统评价针刺人迎穴为主治疗原发性高血压病的疗效与安全性，结果显示：针刺人迎穴单穴或组方具有协同西药降压疗效，且优于西药单用，差异有统计学意义（$P < 0.05$）。郭蕴萍等[3]在醒脑开窍针刺法和常规口服硝苯地平的基础上，观察加用活血散风针刺法对 80 岁以上老年卒中伴高血压患者神经肢体功能、血压负荷及清晨血压的影响，主穴为人迎，配穴为曲池、合谷、足三里、太冲穴，结果显示：两组治疗后清晨收缩压和舒张压均明显低于治疗前（$P < 0.01$），且观察组收缩压和舒张压均低于对照组（$P < 0.01$），提示活血散风针刺法可以进一步改善神经及肢体功能，有效降低老年患者清晨血压水平，特别是舒张压，明显改善收缩压负荷和舒张压负荷。李琛等[4]观察活血散风针刺法对原发性高血压合并脑梗死患者血压和血压平滑指数的影响，结果显示：两组治疗后日间平均收缩压（dMSBP）、日间平均舒张压（dMDBP）、夜间平均收缩压（nMSBP）、夜间平均舒张压（nMDBP）、24小时 MSBP、24小时 MDBP 均较本组治疗前降低（$P < 0.05$），且治疗组治疗后均低于对照组（$P < 0.05$）。两组治疗后 NIHSS 评分较本组治疗前降低（$P < 0.05$），BI 评分升高（$P < 0.05$），且治疗组治疗后 NIHSS 分低于对照组（$P < 0.05$），BI 评分高于对照组（$P < 0.05$），提示活血散风

针刺法可同时降低原发性高血压合并脑梗死患者的收缩压和舒张压，在血压数值方面，降低收缩压更具优势，从平稳性来说，降低夜间血压的平稳性更高。

16.5.1.2　针刺人迎穴治疗脑卒中后吞咽困难有良效

尚妍等[5]观察肌电引导下人迎穴穴位注射治疗脑卒中后延髓麻痹所致吞咽困难的治疗效果，结果显示：观察组吞咽疗效总有效率为93.3%，治愈率为46.7%，显著优于对照组的26.7%和3.3%，差异有统计学意义（$P < 0.05$）。王海琴等[6]观察电针双侧人迎穴治疗中风并发吞咽困难的临床疗效，治疗组在治疗原发病的基础上采用吞咽康复训练加电针双侧人迎治疗，结果显示：治疗组的有效率为96.7%，显著高于对照组的73.3%，差异有统计学意义（$P < 0.01$）。

16.5.2　机制研究

16.5.2.1　针刺人迎穴可调控血管活性因子

崔依依等[7]通过针刺不同穴位组方，观察对自发性高血压（SHR）大鼠血压及血清活性因子的影响，人迎 + 曲池组和人迎 + 足三里组的血浆内皮素 -1（ET-1）、血管紧张素Ⅱ（Ang Ⅱ）含量与其他三穴配伍组比较显著下降，差异均有统计学意义（$P < 0.05$），推论人迎、曲池、足三里的三穴配伍组较其他腧穴组的降压效果显著，其机制可能为通过调节血清中的降钙素基因相关蛋白（CGRP）、ET-1 和 Ang Ⅱ 含量来发挥作用。郑婕等[8]观察针刺大鼠双侧人迎穴对血压、压力感受性反射敏感性（BRS）和中枢肾素 -血管紧张素系统（RAS）的影响，结果显示：单纯针刺组、电针组分别与模型对照组比较，延髓及血清中 Ang Ⅱ 水平、延髓内血管紧张素 1 型受体（AT1R）的蛋白和信使核糖核酸（mRNA）表达均可见明显下降，差异有统计学意义（$P < 0.05$），推断针刺人迎穴能有效降低大鼠血压，电针对收缩压（SBP）更敏感，能有效降低延髓内血管紧张素转换酶（ACE）-Ang Ⅱ -AT1 的整体水平。其降压机制可能是通过抑制中枢 RAS 活性，从而改善动脉压力感受性反射（ABR）功能发挥作用。

16.5.2.2　针刺人迎穴可抑制交感神经，兴奋迷走神经

郑婕等[8]研究基于动脉压力感受性反射探讨针刺人迎穴降压机制，结果显示：单纯针刺组、电针组的动脉压力感受迷走反射功能（BRS$_{PE}$）、动脉压力感受交感反射功能（BRS$_{SNP}$）干预后与干预前对比，均可见明显提高，差异具有统计学意义（$P<0.05$），推断单纯针刺和电针人迎穴均能通过提高动脉压力感受的迷走和交感反射敏感性，使上调的血压调定点下降，恢复 ABR 的正常生理功能，抑制交感神经、兴奋迷走神经，从而发挥降压疗效。孔莉等[9]利用神经示踪技术，从动脉压力反射角度探讨针刺人迎穴的降压机制，人迎加手法组针刺人迎后行小幅度（小于 90°）、高频率（每分钟 120～160 次）的捻转补法，施术 1 分钟，结果显示：人迎加手法组的伪狂犬病病毒（PRV）阳性细胞在下丘脑、延髓中计数明显高于其他组（均 $P<0.05$），提示针刺人迎穴可能通过增强相关轴浆运输通路的敏感性来实现降压效应。

16.5.3　配穴研究

目前尚无关于人迎穴治疗高血压的选穴规律研究，但国医大师石学敏以人迎为主治疗高血压取得良好效果。石学敏[3, 10]提出"气海失司"是高血压病的主要病机，治疗采用活血散风针刺法，以人迎、太冲、合谷、曲池、足三里作为治疗高血压的核心腧穴。

16.6　名医传承和临床案例

16.6.1　石学敏[10]

石学敏，中国工程院院士，国医大师。石学敏依据传统中医理论创立了醒脑开窍法则及针刺方法，其创建的"针刺手法量学"的学术概念填补了针灸学发展的空白，并广泛应用于多种疑难杂症的治疗。另外，石学敏提出了"气海失司"的高血压病病机理论，创立了针刺人迎等为主穴的、有明确手法量学标准和量效关系的针刺降压技术。

16.6.2 临床案例

程某，女，52 岁，2013 年 10 月 3 日初诊。

主诉： 头晕、头胀痛 1 个月。

现病史： 患者于 1 个月前无明显诱因出现头晕、头胀痛，症状呈持续性发作，无四肢麻木、活动不利，经休息无明显好转。患者自诉有高血压病史 5 年，血压最高时达 160/100mmHg，服用非洛地平缓释片 10mg，每日 1 次，血压控制平稳，维持在 140/95mmHg。刻下症：头晕、头胀痛，口干口苦，易怒，纳一般，无恶寒发热，无恶心呕吐，无四肢麻木、活动不利，大便偏干，小便黄，舌红，苔黄，脉洪数。

查体： 神清，精神一般，就诊时血压为 150/100mmHg。

西医诊断： 高血压病。

中医诊断： 眩晕（肝阳上亢）。

治法： 平肝息风，理气活血。

选穴： 以人迎为主穴，合谷、太冲、曲池、足三里为配穴。

操作： 人迎穴垂直进针，刺入 0.5～1 寸，见针体随动脉搏动而摆动，捻转角度＜90°，频率＞120r/min，捻转补法 1 分钟，留针 20 分钟。合谷、太冲穴垂直进针 0.8～1 寸，施以捻转泻法，捻转 1 分钟，留针 20 分钟。曲池、足三里穴垂直进针 1 寸，捻转角度＜90°，频率＞120r/min，捻转补法 1 分钟，留针 20 分钟。隔天 1 次，7 次为 1 个疗程，每个疗程间休息 2 天。

按照上述方案治疗 1 周后，患者血压能控制在 130/85mmHg；又治疗 2 周，血压维持在 120/85mmHg；此后非洛地平缓释片用量减半并维持用量，同时接受针刺治疗，观察 2 周，血压维持在 120/80mmHg；随访 2 个月，患者血压平稳，无不适症状。

病案解读： 高血压病为临床常见的慢性病，多表现为头晕、头胀痛等症状，可归属于中医学"眩晕""头痛"等范畴。本患者初诊时合并眩晕症状，结合近期血压偏高和既往高血压病史，故诊断为高血压病。患者气海失司，气血脉失调从而血压升高，故而产生眩晕症状；神不导气，导致肢体功能失调，出现右侧肢体乏力；患者为更年期女性，肝火偏旺，结合舌红、苔黄、脉洪数等体征，辨为肝阳上亢。其治以调气海、疏肝活血，选用活血散风针刺法以调节血压，治疗眩晕相关症状，针刺人迎调气海，结合曲池、足三里、合谷、太冲调和气血、疏肝健脾、活血散风。

参考文献

［1］ 刘楠,樊小农,孟智宏.针刺人迎穴为主治疗原发性高血压疗效的Meta分析[J].河南中医，2017，37（7）：1282-1287.

［2］ 陈宥伊，翟静波，石涛，等.针刺人迎穴为主治疗原发性高血压病临床疗效Meta分析［J］.新中医，2017，49（1）：184-188.

［3］ 郭蕴萍，石学敏."活血散风针刺法"辅助治疗对老年卒中伴高血压患者清晨血压及血压负荷的影响［J］.中国针灸，2019，39（4）：349-354.

［4］ 李琛，李书颖."活血散风"针刺法对原发性高血压合并脑梗死患者血压调控的临床研究［J］.河北中医，2022，44（5）：815-820.

［5］ 尚妍，任红，刘福兴，等.肌电引导下人迎穴穴位注射治疗脑卒中后吞咽困难疗效观察［J］.中国针灸，2018，38（8）：803-806.

［6］ 王海琴，高希言，周艳丽.电针人迎穴治疗中风吞咽困难的临床研究［J］.中医学报，2011，26（4）：501-502.

［7］ 崔依依，郭继龙，董爱爱，等.针刺不同腧穴组方对SHR大鼠血压及血清CGRP、ET-1和AngⅡ水平的影响［J］.上海针灸杂志，2020，39（1）：84-89.

［8］ 郑婕，孟智宏，申鹏飞，等.基于动脉压力感受性反射探讨针刺人迎穴降压机制［J］.辽宁中医药大学学报，2022，24（3）：181-187.

［9］ 孔莉，申鹏飞.利用神经示踪技术初步探讨针刺人迎穴降血压的动脉压力反射机制［J］.天津中医药，2016，33（9）：555-558.

［10］ 陈丹丹，侯献兵，申鹏飞.石学敏院士以人迎为主穴治疗高血压病的经验浅析［J］.上海针灸杂志，2016，35（7）：780-781.

17. 神庭

17.1 定位

前发际正中直上 0.5 寸（图 17-1）。

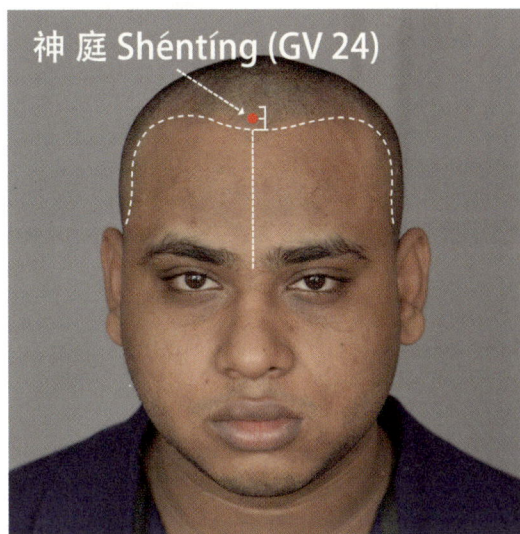

图17-1 神庭穴定位

17.2 体表解剖及取穴

17.2.1 体表解剖

前发际线（图 17-2）：额部头发根部的边缘线。

17.2.2 取穴

嘱患者取正坐位或仰卧位，在头前部，前发际正中直上量约半横指，按压有酸胀感处即为神庭穴。发际不明或变异者，从眉心直上 3.5 寸处取穴。

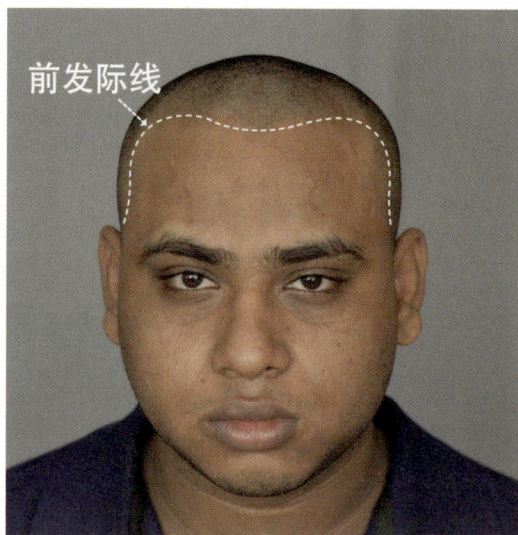

图17-2　前发际线

17.3　解剖关系

神庭穴处为皮肤，皮下组织，左、右额肌交界，腱膜下疏松组织，额骨。皮下组织内分布有额神经分支滑车上神经和额动脉的分支及额静脉的属支。

17.4　功能和主治

17.4.1　功能

通窍醒神，健脑益智。

17.4.2　主治

主治脑卒中后认知障碍，兼治失眠等疾病。

17.5 临床疗效及机制、配穴研究

17.5.1 临床疗效

17.5.1.1 神庭治疗脑卒中后认知障碍疗效较佳

神庭是治疗脑卒中认知功能障碍（PSCI）最常用的腧穴之一。有研究[1-3]分析针刺治疗 PSCI 的选穴规律，结果显示神庭是应用频次排名第二的腧穴。詹杰等[4]观察针刺百会、神庭联合康复训练治疗 PSCI 的临床疗效，对照组给予基础治疗和常规康复训练，观察组在对照组治疗的基础上加用针刺百会、神庭治疗，结果显示：两组治疗后 MMSE 积分、MoCA 积分较治疗前均有显著改善（$P < 0.05$），且观察组改善程度均优于对照组（$P < 0.05$）。孙善斌等[5]观察电针神庭、四神聪配合辨证取穴治疗 PSCI 的临床疗效，结果显示：治疗后电针组的 MMSE 评分、日常生活能力量表（ADL）评分、MoCA 量表评分显著高于对照组，差异有统计学意义（$P < 0.05$）。

17.5.1.2 神庭治疗失眠有良效

韩强等[6]采用关联规则分析及聚类分析方法研究针刺治疗老年性失眠针刺处方选穴规律，结果显示神庭是治疗老年性失眠常用的腧穴之一。汤宇等[7]观察针刺"三神穴"为主治疗脑卒中后失眠的临床疗效，治疗组主穴为三神穴（神庭、本神、神门），配穴根据不同病情随证（症）加减，结果显示：治疗组总有效率为 88.24%，显著高于对照组的 58.06%，差异有统计学意义（$P < 0.05$）。徐世芬等[8]观察电针百会、神庭为主治疗原发性失眠的临床疗效，结果显示：治疗组总有效率达 87.5%，显著高于对照组的 43.75%，差异有统计学意义（$P < 0.01$）。

17.5.2 机制研究

17.5.2.1 电针神庭可抑制炎性介质的表达

在脑缺血急性期，人体会发生一系列炎性反应，而再灌注会进一步加剧炎性反应。俞坤强等[9]采用线栓法制备局灶性脑缺血再灌注大鼠模型，电针组取百会、神庭两穴，用蛋白免疫印迹法对不同组别大鼠左侧海马炎症因子 IL-1β、TNF-α 的表达进行检测，结果显示电针组炎性因子的表达显著低于模型组（$P < 0.05$），提示电针可以通过抑制炎症因子 IL-1β、TNF-α 的表达来改善大鼠的学习记忆能力。彭洪卫等[10]观察电针对局灶性大脑中动脉闭塞模型（MCAO）大鼠学习记忆功能及海马 CA1 区 IL-6、环氧化酶 -2（COX-2）表达的影响，电针组穴取百会、神庭两穴，结果显示：与模型组和非穴组相比，电针组大鼠神经功能缺损评分下降，逃避潜伏期明显缩短（$P < 0.01$），穿越平台次数增加（$P < 0.05$），脑梗死体积明显减小（$P < 0.01$），海马 CA1 区神经元损伤减轻，IL-6、COX-2 的表达下降（$P < 0.05$）。由此表明，电针百会和神庭穴可抑制大鼠海马 CA1 区 IL-6、COX-2 的表达，以改善大鼠的学习记忆能力。

17.5.2.2　电针可调节脑源性神经营养因子与神经生长抑制因子的表达

脑缺血再灌注后中枢神经元细胞损伤，而脑源性神经营养因子（BDNF）对神经元细胞的发育存活及分化再生修复起重要作用。李晓洁等[11]采用电针神庭、百会穴干预治疗 MCAO 模型大鼠，观察到 BDNF 蛋白表达较假手术组和模型组明显升高，而神经营养素受体 p75（p75NTR）蛋白表达则明显低于假手术组和模型组，提示电针可能通过抑制 BDNF 与 p75NTR 的结合修复受损神经元，从而改善大鼠学习记忆能力。电针神庭、百会穴还可提高 MCAO 模型大鼠缺血侧海马区磷酸化环磷酸腺苷反应成分结合蛋白（CREB）和 BDNF 的表达，提示电针可能通过调控 BDNF 上游 CREB 的转录活性，进而影响脑缺血后 BDNF 的表达以改善学习记忆能力[12]。

17.5.3　配穴研究

有研究[1, 3]表明百会 - 神庭是治疗脑卒中认知障碍使用频次最高的腧穴配伍。谭晓婵等[3]应用节点中心性指标对腧穴进行排序，结果发现神庭排名第二，仅次于百会。

韩强等[6]采用关联规则分析及聚类分析方法研究针刺治疗老年性失眠针刺处方选穴规律，结果显示三阴交 - 安眠 - 百会 - 四神聪 - 神庭 - 神门 - 心俞是治疗老年性失眠频次最高的腧穴配伍。叶天龙等[13]采用数据挖掘技术分析针灸治疗失眠的穴位配伍规律，总结针灸治疗失眠的核心处方，结果显示神庭 - 神门是置信度最高的腧穴配伍。姜荣生等[14]分析临床治疗脑卒中后失眠的腧穴优选与配伍规律，结果显示核心腧穴配伍为申脉 - 照海、百会 - 足三里 - 神庭、百会 - 印堂 - 神庭等。

17.6 名医传承和临床案例

17.6.1 袁宏伟[15]

袁宏伟，北京中医药大学东直门医院针灸科副主任医师，中国针灸学会腹针专业委员会常务委员。袁宏伟对中风病诊疗特色鲜明，重视中医基础理论的应用，突出经络辨证，强调理、法、经、穴、刺灸法的统一性和治疗的一致性。他提倡应用"通督醒神"理论治疗中风病，认为督脉沟通脏腑与脑，是维持脑认知功能的桥梁。针灸可以疏通督脉、补益肾精，使脑络得经脉气血充养，而恢复神机之用。

17.6.2 临床案例

王某，男，64 岁，2019 年 11 月 13 日初诊。

主诉：右侧肢体活动不利伴记忆力减退 3 个月。

现病史：患者于 3 个月前晨起排便时突然出现头痛、大汗出，继而出现喷射性呕吐，呕吐物为胃内容物，随后出现意识不清伴右侧肢体无力，遂就诊于某医院，查头颅 CT 示左侧基底核区脑出血，行神经内镜下脑内血肿清除术并予神经重症治疗后神志转清，待病情平稳恢复后好转出院。患者术后遗留右侧肢体活动不利，伴无力、麻木感，自觉记忆力较前下降，情绪低落，现为求进一步诊治前来就诊。刻下症：右侧肢体活动不利，需挂拐杖行走，记忆力减退，纳可，眠差，二便调，舌淡暗，苔薄白腻，脉沉细。

既往史：高血压病。

查体：记忆力减退，计算力下降，注意力下降，定向力正常，右侧肢体肌力 4 级，左侧肢体肌力 5 级，右上肢肌张力偏高。量表检测：ADL 评分示 47 分，MoCA 评分示 23 分。

西医诊断： 脑出血后遗症期（卒中后认知障碍）。

中医诊断： 中风（脑络受损，神机失养）。

治法： 通督醒神，疏通脑络。

选穴： 百会、四神聪、神庭、本神。

操作： 患者取俯卧位，采用华佗牌 0.30mm×25mm 毫针，针与头皮约成 30°，沿所选穴位斜向捻转进针，针刺深度以达到帽状腱膜下为宜，快速持续捻转 2～3 分钟，得气后神庭和百会接 G6805-1A 型电针仪，连续波，以患者可耐受为度，15 分钟后改变为疏密波，30 分钟后去除电针。起针后将点燃的艾条段放入艾灸器头，对准神庭、百会、神道、风府、心俞穴位，待局部皮肤红润，患者有温热舒适感，持续 30 分钟，根据患者感受及时调节艾灸头的高度，观察患者局部皮肤颜色，避免温度过高引起水疱。每周 5 次，4 周为 1 个疗程。

针刺第 4 周后，患者肢体无力好转，自觉情绪改善，记忆力好转，行 ADL 评分示 34 分，MoCA 评分示 28 分，随后患者继续于门诊巩固治疗。

病案解读： 根据患者发病及症状特点，四诊合参，综合辨证为脑络受损，神机失养证，治宜通督醒神，疏通脑络。处方中选取督脉上的百会、神庭，配合四神聪和本神以通督脉、醒脑神。百会位于颠顶，为手足三阳经、督脉与足厥阴经交会之处，脏腑气血多聚于此，针刺百会穴有助于加强卒中后认知障碍患者海马脑区与额叶、顶叶之间的脑网络连接，同时百会穴与神庭穴施以电针可以有效改善卒中患者的认知障碍，提高其认知能力。《针灸大成》记载神庭主"惊悸不得安寝"，针刺此穴有安神定志之效。四神聪位于百会前、后、左、右各 1 寸处，是经外奇穴，常用来治疗精神神经系统疾病，针刺此穴具有醒神通脑、清利头目的功效。本神穴与神庭穴相平，是治疗神志病的要穴，该穴位可祛风定惊、活络止痛。在针刺的基础上艾灸百会、神庭穴既可疏通脑络，又可温补督阳之气。《灵枢·邪客》云："心者，五脏六腑之大主也，精神之所舍也。"心俞穴旁于神道穴，心藏神，艾灸此二穴可宁心安神、调补心气。风府穴为督脉"入脑"之处，艾灸风府穴可以振奋阳气，促进阳气上荣脑窍，恢复大脑神机之用。针灸并用，既可温补阳气，又可安神定志，有利于促进患者的全面康复。

参考文献

［1］ 苏凯奇，高静，李洁莹，等．基于古今医案云平台分析针刺治疗中风后认知障碍选穴规律［J］．中国针灸，2022，42（1）：99-103.

［2］ 王琳，王子欣，苏莉，等．基于数据挖掘论近15年针刺治疗脑卒中后认知障碍临床选穴规律［J］．世界中医药，2022，17（3）：413-417.

［3］ 谭晓婵，贺晓旭，石学敏．针灸治疗脑卒中后认知障碍的选穴规律研究［J］．针灸临床杂志，2022，38（2）：52-57.

［4］ 詹杰，潘锐焕，郭友华，等．针刺百会、神庭联合基础治疗和常规康复训练治疗脑卒中后认知障碍：随机对照研究［J］．中国针灸，2016，36（8）：803-806.

［5］ 孙善斌，曹二梅，陈冲，等．电针神庭、四神聪配合辨证取穴治疗中风后认知功能障碍临床观察［J］．中医药临床杂志，2017，29（11）：1864-1866.

［6］ 韩强，侯学思，程璐，等．针刺治疗老年性失眠选穴规律与特色的分析研究［J］．中国针灸，2021，41（12）：1405-1408.

［7］ 汤宇，张松兴．针刺"三神穴"为主治疗脑卒中后失眠的临床观察［J］．中西医结合心脑血管病杂志，2015，13（16）：1885-1887.

［8］ 徐世芬，孙亚男，王曙，等．电针百会神庭为主治疗原发性失眠的临床观察［J］．四川中医，2014，32（5）：154-156.

［9］ 俞坤强，李晓洁，彭洪卫，等．电针百会、神庭穴对MCAO大鼠学习记忆能力及IL-1β、TNF-α表达的影响［J］．中国中医急症，2015，24（11）：1891-1894.

［10］ 彭洪卫，俞坤强，李晓洁，等．电针对MCAO大鼠学习记忆功能及海马CA1区IL-6、COX-2表达的影响［J］．中国中医急症，2016，25（7）：1293-1297.

［11］ 李晓洁，林如辉，陶静，等．电针对脑缺血再灌注大鼠学习记忆能力及海马组织脑源性神经营养因子和神经营养素受体p75表达的影响［J］．中国康复理论与实践，2015，21（9）：1020-1024.

［12］ 李晓洁，俞坤强，赵从快，等．电针神庭、百会对大脑中动脉闭塞大鼠学习记忆的影响及机制研究［J］．中国康复医学杂志，2017，32（8）：869-873.

［13］ 叶天龙，周时高，王延红，等．基于中医传承辅助平台的针灸治疗失眠选穴组方规律分析［J］．上海中医药杂志，2016，50（6）：14-16.

［14］ 姜荣生，张晓林，张龙，等．针刺治疗脑卒中后失眠的腧穴优选与配伍规律研究［J］．吉林中医药，2022，42（5）：608-612.

［15］ 袁宏伟，刘云霞，张含，等．基于通督醒神理论探讨针灸治疗卒中后认知障碍［J］．四川中医，2022，40（3）：22-25.

18. 水沟

18.1 定位

人中沟的上 1／3 与中 1／3 交点处（图 18-1）。

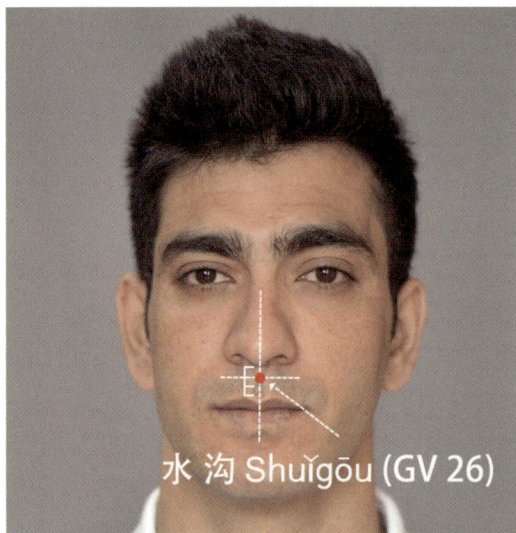

图18-1 水沟穴定位

18.2 体表解剖及取穴

18.2.1 体表解剖

人中沟（图 18-2）：为位于上唇中线处的垂直浅沟。

18.2.2 取穴

嘱患者取仰靠坐位，于鼻尖与上唇间人中沟上 1/3 与下 2/3 交点处取穴。

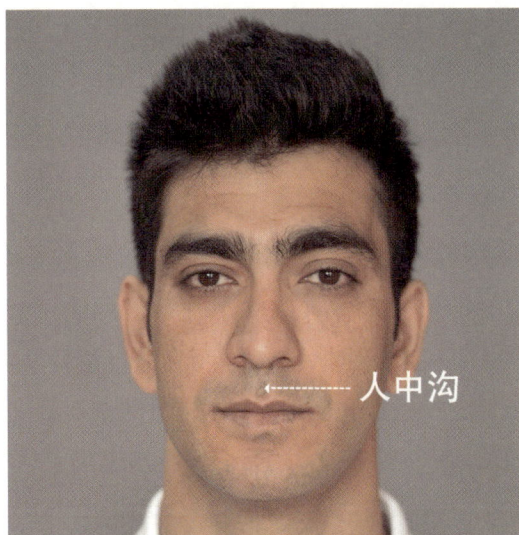

图18-2　人中沟

18.3　解剖关系

　　水沟穴处由浅及深依次为皮肤、皮下组织及口轮匝肌。皮下组织内有下颌神经终支眶下神经、面动脉在口角处发出的上唇动脉及面静脉属支上唇静脉分布。

18.4　功能和主治

18.4.1　功能

　　开窍醒神，回阳救逆。

18.4.2　主治

　　主治意识障碍，兼治癫痫等疾病。

18.5 临床疗效及机制、配穴研究

18.5.1 临床疗效

18.5.1.1 水沟治疗各种原因的意识障碍有良效

谭丽等[1]通过数据挖掘分析针刺促醒的取穴规律，结果显示水沟是治疗意识障碍使用频率最高的腧穴。王雪玲等[2]观察水沟及内关特效穴组合对颅脑外伤术后患者的促醒疗效，治疗组在常规西医治疗方案的基础上予以雀啄重手法刺激水沟穴至患者眼球湿润或流泪，留针 90 分钟，结果显示：14 天后治疗组苏醒率达 38%，显著高于对照组的 20%，差异存在统计学意义（$P < 0.05$）。刘劼等[3]观察电针对颅脑外伤术后患者的促醒作用，治疗组在促醒药物和神经营养药物治疗的基础上加用电针刺激水沟及内关穴，予疏密波，频率 10Hz/50Hz，电针 30 分钟后再留针 60 分钟。两组患者治疗 7 天、14 天后格拉斯哥昏迷评分（GCS）较治疗前显著升高（$P < 0.05$），且观察组升高幅度明显大于对照组（$P < 0.05$），治疗后 3 个月随访，治疗组的愈显率达 38%，显著高于对照组的 20%，差异存在统计学意义（$P < 0.05$），表明早期电针治疗可以有效促进颅脑外伤术后患者意识恢复，远期疗效较好。鲍英存等[4]观察"醒脑开窍"针法对脑外伤植物状态患者的临床促醒疗效，治疗组在综合康复训练的基础上，于水沟、内关、三阴交等穴处行"醒脑开窍"针法，结果显示：观察组清醒率为 16.7%，显著高于对照组的 12.0%，差异有统计学意义（$P < 0.01$），两组患者 GCS 评分、改良国际昏迷恢复量表（CRS-R）评分均较治疗前增加（$P < 0.01$），且观察组显著高于对照组，差异有统计学意义（$P < 0.01$），提示在综合全面的康复促醒治疗基础上联合"醒脑开窍"针法可促进脑外伤植物状态患者意识水平恢复。

18.5.1.2 水沟治疗癫痫有良效

徐志杰等[5]基于数据挖掘技术分析针灸治疗脑卒中后癫痫的选穴规律，结果显示水沟穴是使用频率较高的腧穴之一。任润雪等[6]基于中医传承辅助平台探讨针刺治疗癫痫选穴规律，结果显示高频穴位是百会、水沟、太冲。邹伟等[7]观察针药并用治疗脑卒中后癫痫的临床疗效，治疗组采用针刺配合中药治疗，以百会、四神聪、内关、水沟穴为主穴，结果显示：治疗组的总有效率达 95.0%，显著高于对照组的 70.0%，差异存在统计学意义（$P < 0.05$）。侯晓强等[8]评价并分析针刺联合豁痰息痉汤对脑梗死合并癫痫患者神经功能的影响，实验组采用针刺、豁痰息痉汤联合治疗，对于发作期的患者，针刺水沟、内关、百会、合谷等穴，结果显示：实验组的总有效率达 93.33%，显著高于对照组的 75.56%，差异存在统计学意义（$P < 0.05$）。

18.5.2 机制研究

电针水沟穴可保护脑组织和脑神经功能

陈魁等[9]观察电针水沟穴对全脑缺血昏迷模型大鼠脑组织内谷氨酸转运体 -1（EAAT-1）和 γ- 氨基丁酸转运体 -1（GAT-1）表达的影响，结果发现电针水沟穴可以提高全脑缺血昏迷模型大鼠脑组织内 EAAT-1 和 GAT-1 的表达，降低缺血皮质 γ- 氨基丁酸能神经元神经兴奋性毒性，起到脑保护作用。贾蓝羽等[10]发现电针水沟穴可通过促进 MCAO 大鼠血管新生相关因子的表达，并使表达时相前移，使血管内皮细胞增殖时间提前、增殖数量提高，从而促进血管新生，有利于促进脑梗死后神经功能的恢复。李娜等[11]发现电针水沟穴可降低 TNF-α、IL-1β、IL-6 等炎症因子的含量，能对创伤性颅脑损伤诱发的炎症反应产生抑制作用，减轻大鼠脑组织水肿，从而降低对损伤周围脑组织神经元的损害，保护脑神经功能。

18.5.3 配穴研究

谭丽等[1]研究发现水沟 - 内关、水沟 - 内关 - 三阴交是治疗意识障碍使用频率最高的腧穴配伍，水沟 - 涌泉 - 内关是关联性和置信度最高的腧穴配伍。

徐志杰等[5]分析针灸治疗卒中后癫痫的腧穴配伍规律，结果显示：合谷 - 水沟 - 内关是治疗癫痫支持度最高的腧穴配伍，水沟 - 内关 - 合谷 - 百会是治疗癫痫的核心处方。任润雪等[6]基于中医传承辅助平台探讨针刺治疗癫痫的配伍规律，结果显示百会 - 水沟是治疗癫痫支持度最高的腧穴配伍。

18.6 名医传承和临床案例

18.6.1 石学敏[12]

石学敏，中国工程院院士，国医大师。石学敏创立了醒脑开窍针刺法，提倡针刺手法量学，形成了独特的学术思想。石学敏提出了针刺穴位时患者的体位、医生的体位、手法、针刺方向和具体的刺激量等量学要求，制订了一系列的穴位针刺方法，使临床操作更加具体化、规范化、统一化。

18.6.2 临床案例

孟某，男，42岁，农民，2015年9月18日初诊。

主诉：突发言语不利，伴左侧口角歪斜3天。

现病史：患者于3天前无明显诱因出现言语不利伴左侧口角歪斜，头晕、头痛，二便失禁，当时神清，无胸闷憋气，就诊于某医院急诊，查血压250/120mmHg，查颅脑CT示"右侧基底核区缺血灶并软化处，右小脑及脑干局部密度不均"，复查颅脑MRI示脑干梗死灶，予控制血压、活血化瘀、改善脑代谢等治疗，如肌内注射硫酸镁，静脉滴注奥拉西坦注射液、甘油果糖、依达拉奉注射液等，虽然二便失禁较前明显改善，头晕头痛较前有所减轻，但仍时有发作，后期效果不佳，为进一步治疗就诊于我院门诊。刻下症：言语不利，左侧轻度口角歪斜，头晕、头痛，项痛，四肢活动可，阵发性右臂蚁行感，无胸闷憋气等不适，纳食可，寐安，二便调，舌淡红，苔少，脉弦细。

查体：神志清楚，精神可，面色淡白无华，左侧中枢性面瘫，双侧肌力上肢5级、下肢5级，双侧巴宾斯基征（+）。

西医诊断：脑梗死，高血压病。

中医诊断：中风（中经络）。

治则：醒脑开窍，滋补肝肾，补益脑髓，平肝潜阳。

选穴：水沟、人迎、曲池、合谷、足三里、太冲、头维、内关、三阴交、风池。

以水沟为主穴，配人迎、曲池、合谷、足三里、太冲、头维、内关、三阴交、风池等穴。

操作：取水沟，向鼻中隔方向斜刺45°，进针深度0.3～0.6寸，再将针向同一方向捻转一周，以使肌纤维缠绕滞针，最后用"四度一按"的雀啄泻法，做到高强度、大幅度、久长度、快频率，以眼球湿润、额头冒汗微热为得气。人迎行捻转补法1分钟；曲池行捻转补法1分钟；合谷行捻转泻法1分钟；足三里行捻转补法1分钟；太冲行捻转泻法1分钟；头维行平补平泻1分钟；内关行捻转提插泻法1分钟；三阴交行提插补法，以肢体抽动3次为度；风池、完骨、天柱行捻转补法1分钟；翳风穴向结喉方向深刺2.5～3寸，行捻转补法1～3分钟，针感要求咽喉部麻胀；金津、玉液点刺放血。针刺每日1次，留针30分钟。

经过1次治疗后，患者头晕、头痛明显好转，血压140/90mmHg；收住院治疗1周后，言语较前清晰，头痛、头晕基本消失。共治疗2周，患者未发头痛、头晕，血压130/80mmHg，右臂蚁行感消失。

病案解读：石学敏根据多年的经验认为"窍闭神匿"是中风病的总病机。"窍闭"乃脑窍闭塞，为神之大府受殃，风夹火、痰、瘀血，上扰神窍（脑），致脑络阻遏，窍闭神匿，神不导气，发为中风。石学敏认为本病的治疗应以醒脑开窍、滋补肝肾为主，疏通经络为辅，取穴以内关、水沟、三阴交为主穴，辅以极泉、尺泽、委中。现代研究表明，针刺可激活脑细胞，改善血流动力学，扩张颈动脉，达到脑循环的平衡状态[13]。内关为心包之络穴，可有效改善中风患者的心输出量，增加脑部的血氧供应，达到宁心安神调血之效[14]。雀啄法泻水沟可开窍醒神、调和脏腑。三阴交可滋三阴，充脑髓，和气血，定神志。肌肉关节均结聚于极泉、尺泽、委中，刺之可改善肢体运动障碍。如患者有高血压病史，可配合人迎、太冲、曲池等活血散风之穴加减等。

参考文献

[1] 谭丽,王宁,陈吟诗,等.针刺促醒取穴规律探析[J].中医药导报,2019,25(22):70-74.

[2] 王雪玲,资刘,刘劼,等.人中（GV 26）及内关（PC 6）特效穴对颅脑外伤术后昏迷患者促醒疗效观察[J].天津中医药大学学报,2021,40(3):325-

330.

［3］ 刘劼，王雪玲，资刘，等．早期电针干预对颅脑外伤术后患者意识状态的影响
［J］.中国针灸，2020，40（5）：479-482.

［4］ 鲍英存，张芳，李群，等．"醒脑开窍"针法对脑外伤植物状态患者的促醒效应［J］.
中国针灸，2021，41（11）：1225-1228.

［5］ 徐志杰，吴林纳，徐帆，等．基于数据挖掘技术探讨针灸治疗卒中后癫痫
的选穴规律［J/OL］.中国针灸：1-8［2023-06-11］.DOI：10.13703/j.0255-
2930.20220911-k0004.

［6］ 任润雪，范文涛．基于中医传承辅助平台探讨针刺治疗癫痫选穴规律［J］.中
国医药导报，2022，19（7）：124-127.

［7］ 邹伟，陈秋欣，朱路文，等．针药并用治疗脑卒中后癫痫疗效观察［J］.上海
针灸杂志，2012，31（5）：299-301.

［8］ 侯晓强，杨娜，李壬子．针刺联合豁痰息痉汤对脑梗死合并癫痫患者神经功能
的影响评价［J］.中华中医药学刊，2018，36（5）：1245-1247.

［9］ 陈魁，胡风云．电针水沟穴对全脑缺血昏迷大鼠脑组织谷氨酸转运体 -1 γ- 氨
基丁酸转运体 -1 的影响［J］.山西医药杂志，2013，42（5）：501-503.

［10］ 贾蓝羽，杜元灏，李晶，等．电针"水沟"穴对脑缺血大鼠缺血脑组织血管
新生相关因子表达的影响［J］.针刺研究，2019，44（10）：715-721.

［11］ 李娜，王瑞辉，郭婕，等．电针对创伤性颅脑损伤大鼠炎症因子表达及神经
功能的影响［J］.陕西中医，2021，42（10）：1358-1362.

［12］ 季德江，冶尕西，关淑婷，等．石学敏院士针灸治疗中风病经验辑要［J］.
中医药临床杂志，2019，31（2）：217-219.

［13］ 申鹏飞，石学敏．醒脑开窍针刺对脑梗死患者脑葡萄糖代谢影响的穴位特异
性研究［J］.中华中医药学刊，2010，28（2）：258-260.

［14］ 陈少仁，高红涛，茹永刚．针刺百会、内关穴治疗血管性痴呆的临床疗效观
察［J］.四川中医，2007，25（3）：98-100.

19. 丝竹空

19.1 定位

眉梢凹陷中（图 19-1）。

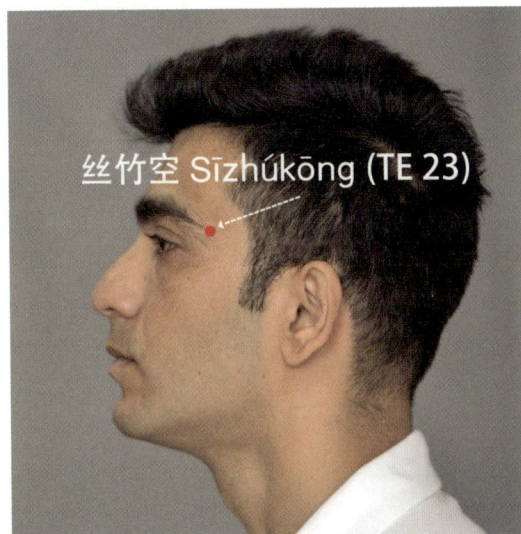

图19-1 丝竹空穴定位

19.2 体表解剖及取穴

19.2.1 体表解剖

眉梢（图 19-2）：眉尾的别名，眉毛外侧的末端。

19.2.2 取穴

嘱患者取正坐、侧卧或者仰卧位，手指沿着眉毛从内侧向外侧推，在眉梢末端可以摸到一个凹陷，按压有酸胀感，此处即为丝竹空穴。

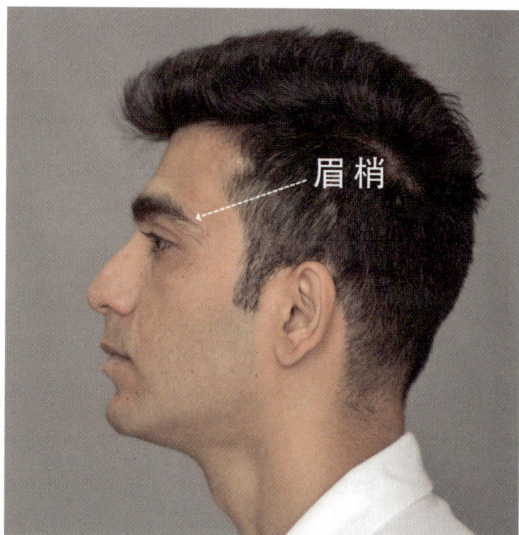

图19-2　眉梢

19.3　解剖关系

丝竹空穴处层次为皮肤、皮下组织、眼轮匝肌。皮下有颞浅动、静脉的额支分布，皮肤和皮下有三叉神经眼支发出的眶上神经和上颌神经发出的颧面神经分布，眼轮匝肌内有面神经的颞支和颧支分布。

19.4　功能和主治

19.4.1　功能

调畅气机，开窍益聪。

19.4.2　主治

主治偏头痛，兼治干眼症等疾病。

19.5 临床疗效及机制、配穴研究

19.5.1 临床疗效

19.5.1.1 丝竹空穴透刺法治疗偏头痛临床疗效显著

任玉兰和赵凌等[1-2]基于数据挖掘技术研究针灸治疗偏头痛的选穴规律，结果显示：丝竹空是古代医家治疗偏头痛最常用的腧穴之一。段凯旋等[3]系统评价少阳经透刺对比常规针刺对偏头痛的治疗效果，结果显示：相对于常规针刺，少阳经透刺治疗偏头痛有更好的疗效。谢红玉等[4]观察穴位透刺治疗偏头痛的临床疗效，治疗组采用丝竹空透刺率谷，对照组口服二十五味珊瑚胶囊，结果显示：治疗组的治愈率和有效率分别是 70% 和 100%，显著高于对照组的 45% 和 92.5%，差异有统计学意义（$P < 0.05$）。张志强等[5]观察透刺疗法治疗无先兆偏头痛肝阳上亢型临床疗效，取双侧外关、内关、太冲、涌泉，患侧丝竹空、率谷，治疗组丝竹空透刺率谷，对照组采用常规针刺疗法，结果显示：治疗组的总有效率为 93.33%，显著高于对照组的 86.67%，差异有统计学意义（$P < 0.05$）。

19.5.1.2 丝竹空穴治疗干眼症临床疗效较佳

李镜和殷宏玉等[6-7, 13]采用数据挖掘技术分析研究针灸治疗干眼症的选穴规律，结果显示丝竹空是针灸治疗干眼症使用频率最高的腧穴之一。张红英等[8]观察眼周针刺联合中药熏蒸治疗干眼的临床疗效，治疗组采用针刺睛明、攒竹、丝竹空等眼周穴位联合中药熏蒸的方法，对照组采用玻璃酸钠滴眼液治疗，结果显示：治疗组的总有效率达 91.67%，显著高于对照组的 78.33%，差异有统计学意义（$P < 0.05$）。张燕[9]观察针刺治疗围绝经期妇女干眼症的临床疗效，治疗组穴取睛明、攒竹、丝竹空、瞳子髎、太阳，对照组外用玻璃酸钠滴眼液，结果显示：治疗组总有效率达 73.21%，显著高于对照组的 59.62%，差异有统计学意义（$P < 0.05$）。

19.5.2 机制研究

19.5.2.1 针刺丝竹空穴可改善血液流变学指标

谢红玉等[4]研究丝竹空透刺率谷的作用机制，结果显示透刺组能降低全血黏度、血浆黏度、红细胞聚集指数、红细胞压积和红细胞沉降率。张志强等[10]研究透刺疗法治疗无先兆偏头痛肝阳上亢型患者的作用机制，结果显示透刺组能显著降低大脑中动脉、大脑前动脉、大脑后动脉、基底动脉和两侧椎动脉的平均血流速度。

19.5.2.2 针刺丝竹空穴可以促进泪腺分泌

龚岚等[11]观察针刺攒竹、丝竹空、太阳穴三穴对兔泪液分泌的影响及其泪腺形态学变化，结果显示：针刺疗程结束后即刻 Schirmer I 试验（SIT）均值（17.89±3.06）mm 和针刺疗程结束后 3 天 SIT 均值（16.89±4.46）mm 均高于针刺前 SIT 均值（10.44±1.81）mm，差异有统计学意义（$P < 0.05$），表明针刺能使健康泪腺分泌增加，且可维持一定的时间。高卫萍等[12]观察眼周针刺治疗干眼症的临床疗效，治疗组取睛明、攒竹、丝竹空、瞳子髎四穴，结果显示：针刺组延长了泪膜破裂时间，增加了泪液流量，降低了眼部症状积分，与治疗前相比，差异有统计学意义（$P < 0.01$）。张燕[9]观察针刺治疗围绝经期妇女干眼症的临床疗效，治疗组穴取睛明、攒竹、丝竹空、瞳子髎、太阳，对照组外用玻璃酸钠滴眼液，结果显示：治疗组较治疗前能增加泪液流量，增加量显著高于西药组，差异有统计学意义（$P < 0.01$）。

19.5.3 配穴研究

任玉兰等[2]发现古代偏头痛处方常以风池与其他穴配伍为主，风池配合谷、丝竹空配合谷置信度最高。赵凌等[1]分析历代腧穴配伍关联，发现风池 - 百会、丝竹空 - 合谷、风池 - 丝竹空、风池 - 合谷的支持度和置信度均居历代之首。

郭潇聪等[14]经过腧穴聚类分析发现，睛明 - 合谷 - 承泣 - 丝竹空为治疗干眼症的主要腧穴配伍之一。

19.6 名医传承和临床案例

19.6.1 蔡圣朝[15]

蔡圣朝，主任医师，江淮名医，梅花针学派第 7 代传人，师从周楣声、喻喜春等针灸名家。蔡圣朝擅长以透刺法、刺血疗法治疗偏头痛，临床疗效颇佳。他认为偏头痛的发生与肝、脾、肾密切相关，情志失调是偏头痛的重要病因，证型主要分为外感、内伤两种。其治疗以透刺和放血疗法为特色。其中透刺多以局部穴位透刺为主，常用颔厌透曲鬓，丝竹空透率谷，加上神庭、太阳作为主穴治疗偏头痛，同时配合辨证配穴，如肝阳上亢者加太冲、涌泉，瘀血阻络者加血海、膈俞，痰浊上蒙者加丰隆、阴陵泉。刺血多在太阳穴附近，寻找浅表曲张之经脉，其颜色青紫。

19.6.2 临床案例

刘某，女，46 岁，2018 年 11 月 12 日初诊。

主诉：右侧头部疼痛反复发作 20 年，再发加重 10 天。

现病史：患者近 20 年来反复出现右侧头部疼痛，呈搏动性，持续时间长短不等，疲劳后加重，易诱发，无呕吐，自行服用布洛芬、双氯芬酸钠可缓解。10 天前患者因琐事烦恼，情绪激动诱发。刻下症：右侧头痛剧烈，呈搏动性，烦躁易怒，纳食可，二便调，夜寐差，舌红，苔白，脉弦涩。

西医诊断：偏头痛。

中医诊断：偏头风（肝阳上亢）。

治法：平肝潜阳，祛风止痛。

选穴：丝竹空（右侧）、率谷（右侧）、太阳（双侧）、太冲（双侧）、涌泉（双侧）、神庭。

操作：

透刺法：穴位常规消毒。丝竹空穴用 50mm 毫针平刺，向率谷穴透刺，施以捻转、提插泻法。太冲透涌泉。太阳穴用 30mm 毫针斜刺 10～15mm，施以捻转泻法。神庭穴用毫针平刺 10～15mm，平补平泻。针刺得气后留针 30 分钟，中间行针 1 次。

刺血法：于患侧头部寻找浅表曲张之经脉，一般在太阳穴附近，其颜色青紫，常规消毒，选用 7 号注射器针头，用一手固定所刺部位，另一手持针，用轻浅手法对准所刺部位快速刺入，并摇大针孔，使之出血 0.5～1.0mL。操作结束后用无菌干棉球按压患处，如出血不多，则可用拇指、食指轻轻挤捏或用酒精棉球擦拭施术部位，以令其出血为度。

2018 年 11 月 19 日二诊：患者自述头痛较前明显好转，睡眠较前改善，自感食欲不佳，时或腹胀，二便调。针刺加用中脘、下脘、建里、足三里（双），行平补平泻法。

2018 年 11 月 26 日三诊：患者自述未再出现头痛，纳食可，夜寐安，二便调。停用针刺，予以逍遥散长期服用，同时嘱患者注意调畅情志，规律作息。

病案解读：患者为中年女性，平素性格急躁，加之生活琐事较多，忧郁恼怒，情志不畅，致肝阴耗损，肝阳偏亢，上亢化风，风阳上扰清窍，则偏头痛发作。针刺取丝竹空透率谷，调理少阳经气；太冲透涌泉，肝肾同治，平肝潜阳；太阳穴疏理局部气机；神庭安神止痛。诸穴合用，共奏平肝潜阳、祛风止痛之功。二诊时，患者头痛明显好转，纳差腹胀，故针刺在前方的基础上加用中脘、下脘、建里、足三里健脾和胃、理气除胀。三诊时，患者基本痊愈，停用前方，予以逍遥散调和肝脾。

参考文献

［1］ 赵凌，任玉兰，梁繁荣．基于数据挖掘技术分析历代针灸治疗偏头痛的用穴特点［J］．中国针灸，2009，29（6）：467-472.

［2］ 任玉兰，赵凌，陈勤，等．数据挖掘技术在经穴选用及其特异性研究中的应用［J］．中医杂志，2010，51（1）：47-51.

［3］ 段凯旋，朱炜，毛芳群，等．少阳经穴位透刺对比常规针刺防治偏头痛的 Meta 分析［J］．中国民族民间医药，2019，28（1）：58-64.

［4］ 谢红玉，叶国传，金妮，等．穴位透刺治疗偏头痛的临床疗效观察［J］．临床医药文献电子杂志，2019，6（84）：74-75.

［5］ 张志强，杨楠，白伟杰，等．透刺疗法治疗无先兆偏头痛肝阳上亢型疗效观察［J］．实用中医药杂志，2016，32（7）：712-714.

［6］ 李镜，戎姣，肖丽婷，等．针刺治疗干眼症的腧穴应用规律探析［J］．上海针

灸杂志，2018，37（1）：118-123.

［7］ 殷宏玉，吴妞，杨振，等．针灸治疗干眼症选穴规律的文献分析［J］.世界最新医学信息文摘，2018，18（88）：33-34.

［8］ 张红英，龚文广，陈超丽．眼周针刺联合中药熏蒸治疗干眼临床观察［J］.光明中医，2021，36（18）：3021-3023.

［9］ 张燕．针刺治疗围绝经期妇女干眼症的疗效观察［J］.北京中医药，2009，28（2）：123-125.

［10］ 张志强，杨楠，白伟杰，等．透刺疗法治疗无先兆偏头痛肝阳上亢型疗效观察［J］.实用中医药杂志，2016，32（7）：712-714.

［11］ 龚岚，孙兴怀，马晓芃，等．针刺对兔泪液分泌的影响及其泪腺形态学变化[J].中华眼科杂志，2006，42（9）：835-837.

［12］ 高卫萍，刘敏，张义彪．眼周针刺治疗干眼症疗效观察［J］.中国针灸，2010，30（6）：478-480.

［13］ 邹德辉，田振志，石圆媛，等．基于数据挖掘技术探析针灸治疗干眼选穴规律［J］.中国中医眼科杂志，2020，30（6）：415-418.

［14］ 郭潇聪，杨延婷，董小庆，等．基于数据挖掘技术探讨针灸治疗干眼临床应用规律［J］.中国中医药信息杂志，2022，29（1）：26-32.

［15］ 李健，蔡圣朝．蔡圣朝治疗偏头痛经验［J］.中国民间疗法，2021，29（5）：12-14.

20. 四白

20.1 定位

眶下孔处（图 20-1）。

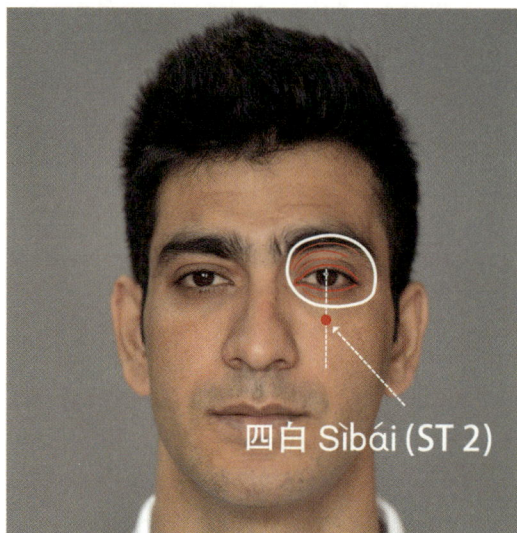

图20-1 四白穴定位

20.2 体表解剖及取穴

20.2.1 体表解剖

眶下孔（图 20-2）：为上颌骨上一椭圆孔洞，位于眶下缘中点下方 0.8cm 处。眶下孔体表投影为鼻尖与外眦（眼外角）连线中点处。

20.2.2 取穴

嘱患者取正坐或仰卧位，双眼正视，手指置于瞳孔正下方，眼眶下缘中点下方 0.5～1cm 处可触及一骨性凹陷，按压有酸胀感，即为四白穴。

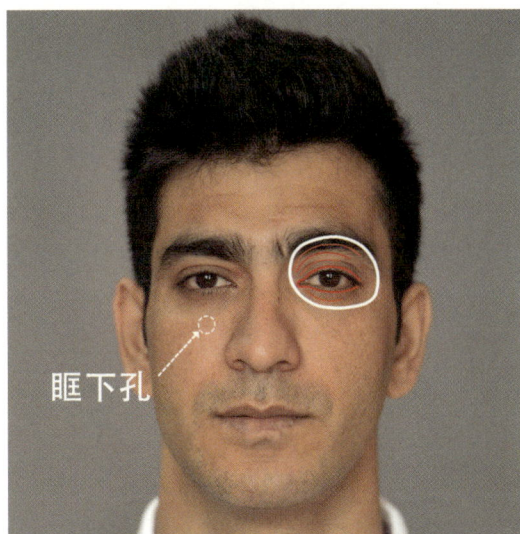

图20-2　眶下孔

20.3　解剖关系

四白穴处皮肤较薄。皮下组织内有眶下神经及面神经颧支，面血管及眶下血管皮下支分布。该穴所在深处浅筋膜与面颅骨之间还有眼轮匝肌、提上唇肌及眶下孔，眶下孔内有眶下血管神经穿过。

20.4　功能和主治

20.4.1　功能

通经活络，祛风明目。

20.4.2　主治

主治面肌痉挛，兼治近视等疾病。

20.5 临床疗效及机制、配穴研究

20.5.1 临床疗效

20.5.1.1 四白穴治疗面肌痉挛疗效较佳

陈雅芳和林少霞等[1-2]基于数据挖掘技术分析针灸治疗面肌痉挛选穴规律，结果显示四白穴是治疗面肌痉挛使用频率较高的腧穴。徐非等[3]观察四白、下关深刺长留针配四关等穴治疗面肌痉挛的临床疗效，结果显示：治疗组总有效率为 96.7%，显著高于对照组的 80.0%，差异有统计学意义（$P < 0.05$）。巫华俊[4]观察针刺加刺络拔罐治疗面肌痉挛的效果，穴取患侧下关、地仓、颊车、四白、太阳等穴，结果显示：针刺加刺络拔罐组总有效率达 95.6%，治愈率达 70.6%，分别显著高于对照组的 84.6% 和 47.7%，差异有统计学意义（$P < 0.05$）。

20.5.1.2 四白穴治疗近视疗效良好

吴琼和张仲凯等[5-6]运用数据挖掘技术探讨针刺治疗近视的选穴规律，结果显示四白穴是治疗近视使用频率较高的腧穴。傅甜等[7]观察针刺攒竹、鱼腰、太阳、下睛明、四白等腧穴治疗青少年近视临床疗效，结果显示治疗组总有效率达 94.95%，显著高于对照组的 38.38%，差异存在统计学意义（$P < 0.05$）。陶晓雁等[8]观察透刺法治疗青少年近视，透刺组用攒竹透睛明，丝竹空透瞳子髎，四白透下睛明，结果显示：透刺组和常规组治疗后裸眼远视力均有提高（$P < 0.01$），且透刺组优于常规组（$P < 0.01$）。

20.5.2 机制研究

20.5.2.1 针刺四白可抑制面神经异常兴奋状态

目前尚无针刺四白治疗干眼症的实验，大多学者认为针刺四白可消除某些刺激源，缓解局部肌肉血管痉挛，深刺和长留针可抑制兴奋的面神经并使针刺信号相耦合，从而降低异常信号的传入，消除面神经的异常兴奋状态，使面肌痉挛得以缓解乃至消除。

20.5.2.2 针刺四白可以降低等效球镜度、减小晶状体前后径及睫状体厚度

目前尚无针刺四白治疗近视的实验，但王雁等[9]观察针刺治疗青少年轻中度近视的短期临床疗效，方法采用随机、平行、单中心、对照设计，穴取双侧攒竹、瞳子髎、四白、目窗、合谷，结果显示：治疗组的等效球镜度、晶状体前后径、睫状体厚度较治疗前显著降低，差异存在统计学意义（$P < 0.05$），治疗组晶状体前后径的治疗前后差值显著低于对照组（$P < 0.05$），提示针刺治疗青少年轻中度近视，可以降低等效球镜度，减小晶状体前后径及睫状体厚度，并且具有较高的安全性。

20.5.3 配穴研究

陈雅芳等[1]基于数据挖掘技术分析针灸治疗面肌痉挛配伍规律，结果显示"合谷 - 太冲""四白 - 地仓""颊车 - 地仓"是排名前三位的腧穴配伍。林少霞等[2]基于数据挖掘研究针灸治疗面肌痉挛的选穴规律，结果显示治疗面肌痉挛的核心穴位为"太冲 - 合谷 - 地仓 - 颧髎 - 太阳 - 四白"。

吴琼等[5]运用数据挖掘技术探讨针刺治疗近视的选穴规律，结果显示关联度最高的穴位组合是攒竹 - 丝竹空 - 四白。

20.6 名医传承和临床案例

20.6.1 严洁[10-11]

严洁，第五批全国名老中医药专家传承工作室建设项目指导老师。在科研上，严洁以"足阳明胃经"与"胃"相关为例，观察到四白穴对胃肠蠕动效果显著，并将其运用于临床，开展了针刺四白、梁门、足三里的三段取穴法治疗胃肠疾病等。

20.6.2 临床案例

丁某，女，31 岁，2016 年 7 月 6 日初诊。

主诉：上腹部胀满伴疼痛 7 个月。

现病史：患者于 7 个月前出现上腹部胀满伴疼痛，在当地医院行胃镜检查示轻度浅表性胃炎，口服西药治疗，疼痛稍觉缓解，但仍感疼痛，特来就诊。刻下症：上腹部胀闷，时嗳气，无反酸，纳可，大便欲解而不出，解出则先干后稀，寐差，月经正常，舌淡，苔白，脉沉细。

西医诊断：功能性消化不良，浅表性胃炎。

中医诊断：胃痞（脾胃虚弱）。

治法：理气健脾，安中和胃。

操作：治疗以三段取穴法为主，针刺四白、梁门、足三里、天枢、气海穴，平补平泻法，留针 20 分钟，每日 1 次；针刺的同时用灸盒灸神阙穴，每次 20 分钟，每日 1 次。10 次为 1 个疗程。同时予耳穴压豆治疗，取穴肝、脾、胃、皮质下、交感，每次取一侧耳穴，贴压 3 天后再换对侧耳穴，嘱患者每日按压 3 次，每次约按压 30 秒。

治疗 1 个疗程后，患者上腹部胀满好转，无嗳气，纳寐可，大便解出乏力，继续治疗 2 个疗程后，诸症消失。

病案解读：严洁认为，脾胃健运之法在于通调。本患者辨证为脾胃虚弱。胃主通降，胃气不足则胃通降不及，出现上腹部胀满不适；胃气上逆，则嗳气；脾胃同属中焦，胃气不荣则脾气不运，故出现大便乏力，先干后稀的表现；"胃不和则卧不安"，故寐差。治疗时根据足阳明经的分布特点，以三段取穴法（四白、梁门、足三里）理气健脾，调理胃气，配合耳穴压豆以增强脾胃功能。三段取穴法是严洁治疗胃肠疾病的临床经验总结，且相关人体和动物实验提示针刺四白、梁门、足三里可使胃动素、胃泌素的释放增强，促进胃动力。在本病案中，严洁针灸并施，体穴、耳穴并用，共奏健脾益胃、调理气机之功，收效显著。

参考文献

［1］ 陈雅芳，李滋平．基于数据挖掘的针灸治疗面肌痉挛选穴规律分析［J］．针灸临床杂志，2020，36（9）：44-48．

［2］ 林少霞，陈浩佳，卓缘圆，等．基于数据挖掘探究针灸治疗面肌痉挛的选穴规律［J］．广州中医药大学学报，2021，38（11）：2440-2446．

［3］ 徐非，陈杰，潘华.四白、下关深刺长留针配四关等穴治疗面肌痉挛疗效观察［J］.四川中医，2007，25（10）：107-108.

［4］ 巫华俊.针刺加刺络拔罐治疗面肌痉挛疗效分析［J］.实用中医药杂志，2009，25（7）：436-437.

［5］ 吴琼，周剑，韦企平，等.基于数据挖掘技术探讨针刺治疗近视的选穴规律［J］.针灸临床杂志，2021，37（10）：52-58.

［6］ 张仲凯，赫群.基于现代文献青少年近视针刺选穴规律研究［J］.中医药临床杂志，2017，29（2）：213-216.

［7］ 傅甜，王连方.针刺治疗青少年近视99例临床观察［J］.浙江中医杂志，2015，50（2）：134.

［8］ 陶晓雁，林栋，毛湄，等.透刺法治疗青少年近视临床观察［J］.福建中医学院学报，2007，17（2）：38-40.

［9］ 王雁，张亚妮，高云仙.针刺治疗青少年轻中度近视的随机对照试验［J］.中国中医眼科杂志，2015，25（4）：231-235.

［10］ 谭涛，严洁.浅析严洁教授针灸治疗功能性消化不良学术思想［J］.中国针灸，2016，36（1）：75-77.

［11］ 肖山峰，胡小珍，刘密，等.湖湘针灸名家严洁教授学术思想及临证经验［J］.湖南中医药大学学报，2018，38（11）：1236-1239.

21. 天突

21.1 定位

在颈前区，胸骨上窝中央，前正中线上（图 21-1）。

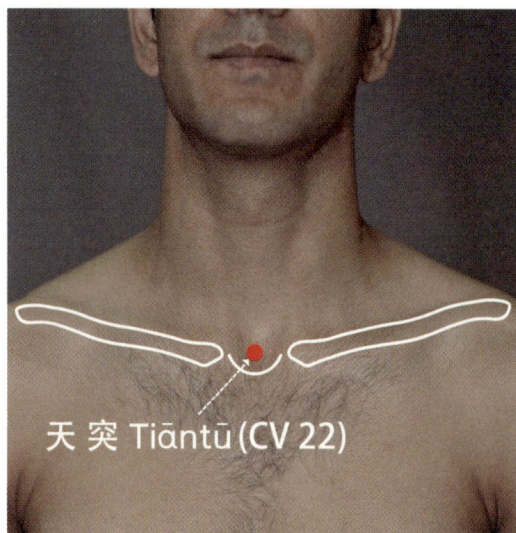

图21-1 天突穴定位

21.2 体表解剖及取穴

21.2.1 体表解剖

颈静脉切迹（图 21-2）：胸骨上部的胸骨柄上缘中份凹陷，称为颈静脉切迹，平对第 2 胸椎下缘，为重要体表标志。其上位于两锁骨内侧端之间的凹陷即为胸骨上窝。

21.2.2 取穴

嘱患者取正坐或仰卧位，于胸骨上缘先扪及胸骨柄上缘的颈静脉切迹，切迹上的凹陷为胸骨上窝，此窝中央部即为天突穴。

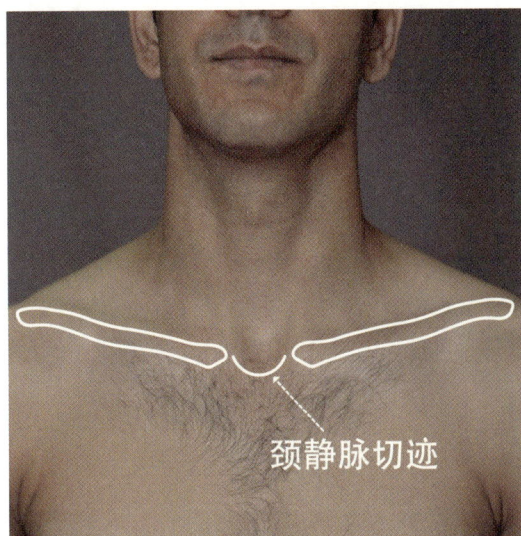

图21-2　颈静脉切迹

21.3　解剖关系

天突穴处层次为皮肤、浅筋膜、颈筋膜封套层、胸骨上间隙、气管前筋膜、气管。皮肤和皮下浅筋膜布有颈神经皮支锁骨上神经，胸骨上间隙内有连接左右颈前静脉的颈静脉弓、颈前静脉下段。天突穴下方的胸骨柄后有头臂静脉和主动脉弓等重要结构。

21.4　功能和主治

21.4.1　功能

理气化痰，清咽开音，宣通肺气。

21.4.2　主治

主治慢性咽炎，兼治中风后吞咽困难等疾病。

21.5　临床疗效及机制、配穴研究

21.5.1　临床疗效

21.5.1.1　针灸天突穴治疗咽炎疗效显著

天突为治疗慢性咽炎的要穴[1]。袁宏洁等[2]基于数据挖掘手段发现天突是治疗慢性咽炎频率最高的腧穴。谷巍等[3]以天突、列缺等为主穴治疗慢性咽炎，结果发现治疗组在改善各项症状体征积分和慢性咽炎证候不适感等级问卷表评分（VAS）评分方面均优于对照组（$P < 0.05$，$P < 0.01$）。王艳芳等[4]观察电针列缺等穴配合天突隔物灸治疗慢性单纯性咽炎的疗效，结果显示：治疗组的有效率为98.3%，显著高于对照组穴的79.7%，差异有统计学意义（$P < 0.01$）。王丽华[5]观察疏风解毒胶囊联合天突穴穴位注射疗法治疗风热型急性咽炎的临床疗效，结果显示：治疗组的总有效率为98.89%，显著高于对照组83.33%，差异有统计学意义（$P < 0.05$）；而且治疗组患者的咽痛缓解时间显著少于对照组（$P < 0.05$）。

21.5.1.2　深刺天突穴治疗中风后吞咽困难疗效确切

天突是治疗中风后吞咽困难的常用腧穴[6-7]。袁盈等[8]观察天突深刺治疗中风后吞咽障碍的临床疗效，治疗组在对照组的基础上深刺天突穴，结果显示：治疗组总有效率为88.57%，优于对照组的74.29%，差异有统计学意义（$P < 0.05$）；治疗后两组的藤岛一郎吞咽评分（FIRS）和动态吞咽检查（VFSS）评分较治疗前均升高（$P < 0.05$），治疗组治疗前后评分差值大于对照组（$P < 0.05$）。王再岭等[9]观察芒针弯刺天突穴与常规毫针治疗脑梗死后吞咽障碍的临床疗效，结果显示：两组患者治疗后标准吞咽功能评价量表（SSA）评分和改良Bathel日常生活能力评价量表（MBI）评分较治疗前均有改善（$P < 0.01$），芒针组较毫针组的SSA和MBI改善更明显（$P < 0.05$）；芒针组愈显率为56.0%，高于毫针组的30.0%，差异有统计学意义（$P < 0.05$）。

21.5.2 机制研究

天突穴位注射能减轻局部炎症

陈盼碧等[10]发现急性咽炎模型大鼠的咽部组织出现部分黏液腺上皮细胞坏死，固有膜区域与黏液腺间有大量的炎性细胞浸润等病理变化，血清中白细胞、中性粒细胞计数和TNF-α浓度显著升高；穴位注射天突组大鼠咽部黏膜上皮层无明显增生，黏膜下层与固有膜边界清晰，固有膜内无充血、水肿，血清中白细胞、中性粒细胞计数和TNF-α浓度较模型组显著降低，差异有统计学意义（$P<0.05$）。其提示穴位注射咽部同一神经节段的穴位能有效缓解咽部症状，在改善咽部病理组织形态方面具有独特优势。

21.5.3 配穴研究

袁宏洁等[2]基于数据挖掘手段发现天突是治疗慢性咽炎频率最高的腧穴。临床上，天突 - 列缺配伍常用来治疗慢性咽炎[2, 11]。

21.6 名医传承和临床案例

21.6.1 谢强[12]

谢强为江西省名中医，博士研究生导师，第三批全国老中医药专家学术经验继承工作指导老师。谢强临证擅于应用醒醐灌顶针灸法治疗慢性咽炎。该法以针刺任、督脉穴（廉泉、天突、气海、中脘、百会、大椎）为主，调整经脉运行和气血津液输布，以达到滋阴降火、生津润燥、清养清窍的作用，临床治疗耳鼻咽喉科等病症取效甚佳。

21.6.2 临床案例

欧阳某，男，45岁，2013年3月5日初诊。

主诉：咽干，有异物感等不适半年余。

现病史：患者自诉半年多来咽部干燥，有异物感等不适。刻下症：咽部干燥，灼热不适，咽痒，有异物感，干咳痰少，有时痰中带点血丝，伴腰膝酸软，手足心热，心烦，舌红少津，脉细数。

查体： 咽部黏膜暗红，黏膜干燥少津，咽后壁少量散在淋巴滤泡增生。

西医诊断： 慢性单纯性咽炎。

中医诊断： 慢喉痹（肺肾阴虚）。

治法： 交通任督，生津降火，清养清窍。

选穴： 天突、气海、中脘、百会、大椎、合谷（双）、咽安（双）、廉泉、太溪、列缺。

操作： 采用谢氏醒醐灌顶针灸法治疗。患者取坐位，常规消毒，针刺天突选用 1 寸 30 号毫针，先直刺 0.2 寸，然后将针尖转向下方，紧靠胸骨柄后缘刺入 1 寸；气海直刺 1 寸；廉泉向舌根方向斜刺 0.5～0.8 寸；中脘直刺 1～1.5 寸；百会平刺 0.5 寸；大椎直刺 0.5～0.8 寸；合谷直刺 0.5～1 寸；咽安直刺 0.5～1 寸。以上穴位平补平泻，以得气为度，留针 20 分钟，隔日 1 次，在针刺及留针过程中施以呼吸吐纳导引，嘱患者吸气时舌抵上腭搭鹊桥，以交通任督，交会阴阳。列缺穴向上斜刺 0.3～0.5 寸，平补平泻；太溪穴直刺 0.5～1 寸，得气后行补法。同时配合灸疗涌泉穴，选用本院自制的热敏灸艾条，先围绕穴位行回旋灸 5 分钟，再对准穴位行温和灸 15 分钟，以温和为度，不可烫伤。

治疗 2 周后，患者诉咽部干燥减轻，灼热不适缓解，咽微痒，异物感仍有，干咳次数减，其间痰中未见血丝；检查见咽部黏膜稍暗红，咽后壁淋巴滤泡数量较前减少。

治疗 4 周后，患者自诉咽部症状大大改善，咽干咽痒、咳嗽及灼热感不适基本消失，有轻微异物感；检查见咽部黏膜不暗红，咽后壁淋巴滤泡增生基本消失。

后嘱咐患者自行灸疗涌泉穴半月以善其后，平素注意休息，少熬夜，少吃辛辣刺激性食物。1 个月后随访，患者诸症悉除。

病案解读： 慢性咽炎具有病程较长、症状顽固、缠绵难愈等特点，对人们的工作和生活造成了严重影响。西医治疗以消除病因为主，大多采取局部治疗及抗生素类药物治疗，效果不佳。谢强的醒醐灌顶针灸法[13]以取天突、廉泉、气海、中脘等任脉腧穴为主，百会、大椎等督脉腧穴为辅。任督二脉为人身"阴脉之海"和"阳脉之海"，统摄人体阴阳，针灸之能起到交通任督、平衡阴阳、生津降火、清养五官清窍的作用，改善五官局部微循环和腺体分泌，促进五官炎症及组织肿胀和增生的吸收，从而减轻或消除五官病变。

参考文献

[1] 柳华，杨梅，胡建政，等.大椎穴泻法配合天突穴补法治疗慢性咽炎 42 例［J］.中国针灸，2015，35（S1）：44-46.

[2] 袁宏洁，罗婷婷，金红娇，等.基于数据挖掘的针灸治疗慢性咽炎处方规律研究［J］.湖南中医杂志，2018，34（3）：149-151.

[3] 谷巍，毕宝曰，金小仙，等.针刺治疗慢性咽炎临床观察［J］.广州中医药大学学报，2016，33（1）：38-42.

[4] 王艳芳，李鸿霞.电针配合灸天突穴治疗慢性单纯性咽炎疗效观察［J］.上海针灸杂志，2012，31（5）：328-329.

[5] 王丽华，李文华，沙一飞，等.疏风解毒胶囊联合天突穴穴位注射疗法治疗风热型急性咽炎 180 例临床研究［J］.中华中医药杂志，2017，32（1）：376-379.

[6] 陆军伟，孙建华.针灸治疗假性球麻痹所致的吞咽困难选穴规律研究［J］.南京中医药大学学报，2009，25（1）：62-64.

[7] 张晓岐，陈守强，严旭.针灸治疗卒中后吞咽障碍取穴规律的研究［J］.临床医药文献电子杂志，2018，5（72）：40-44.

[8] 袁盈，蔡向红，陈枫，等.天突深刺治疗中风后吞咽障碍临床疗效观察［J］.针刺研究，2019，44（1）：47-50.

[9] 王再岭，马金娜，宁丽娜.芒针弯刺天突穴治疗脑梗死后吞咽障碍临床疗效观察［J］.中国针灸，2016，36（10）：1019-1022.

[10] 陈盼碧，陈迎龙，崔瑾，等.基于神经节段理论的穴位注射对急性咽炎大鼠血清 TNF-α 的影响［J］.时珍国医国药，2014，25（8）：2039-2041.

[11] 熊坚，刘明敏，邹思婷，等.针灸治疗慢性咽炎文献取经用穴规律探析［J］.广西中医药大学学报，2017，20（2）：121-124.

[12] 袁小芳，谢强.谢强教授"醒醐灌顶针灸术"治疗慢性咽炎经验［J］.中华中医药杂志，2015，30（1）：140-142.

[13] 周思平，黄冰林，廖为民，等.谢强教授醒醐灌顶针灸法治疗清窍虚火证的机理探讨［J］.新中医，2012，44（10）：147-148.

22. 听会

22.1 定位

耳屏间切迹与下颌骨髁突之间的凹陷中（图 22-1）。

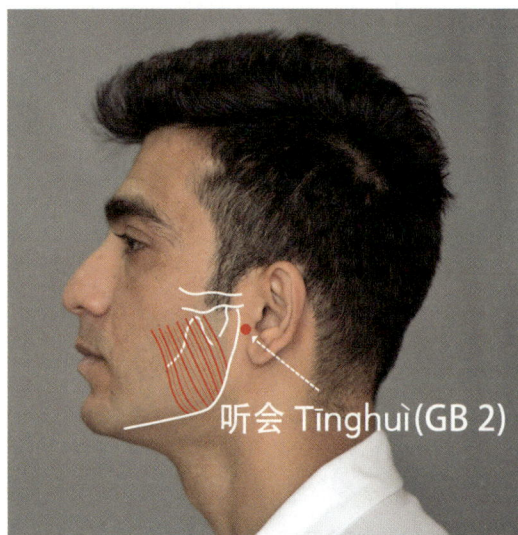

图22-1 听会穴定位

22.2 体表解剖及取穴

22.2.1 体表解剖

耳屏间切迹（图 22-2）：耳郭下部的耳屏和对耳屏之间的较深切迹。
下颌骨髁突：见听宫穴。

22.2.2 取穴

嘱患者取侧坐位，张口取穴，听宫穴直下，手指置于耳屏下方，下颌骨髁突后缘处，此处按压有凹陷，张口时凹陷更明显，按压有酸胀感，即为听会穴。

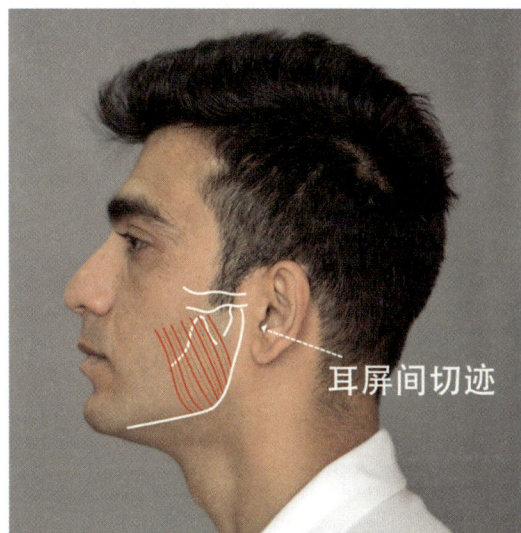

图22-2　耳屏间切迹

22.3　解剖关系

听会穴所在层次为皮肤、皮下组织、腮腺包膜、腮腺颞突。皮肤和皮下组织内有三叉神经下颌支发出的耳颞神经分布，深处的腮腺实质内有面神经分支，颞浅动、静脉等结构穿行。

22.4　功能和主治

22.4.1　功能

疏利经气，聪耳通窍。

22.4.2　主治

主治耳鸣、耳聋。

22.5 临床疗效及机制、配穴研究

22.5.1 临床疗效

22.5.1.1 深刺听会治疗耳聋疗效较佳

张春萍等[1]分析针灸治疗突发性耳聋的取穴规律，结果显示听会是使用总频次最多的主穴。侯志鹏等[2]观察深刺听会、听宫穴联合耳尖刺血疗法治疗突发性耳聋的临床疗效，治疗组采用电针深刺听宫、听会穴35～40mm+耳尖刺血，对照组采用常规电针听宫、听会穴15～25mm，结果显示：治疗组总有效率为90.13%，显著高于对照组的78.13%（$P<0.05$），提示深刺耳前听宫、听会穴结合耳尖刺血疗法治疗突发性耳聋疗效更佳。罗慧艺[3]比较深刺听会穴结合电针与常规针刺疗法结合电针治疗感音神经性耳聋的临床疗效，实验组在对照组的基础上增加深刺听会穴操作手法治疗，结果显示：实验组总有效率为80.0%，显著高于对照组的73.3%，差异有统计学意义（$P<0.05$）。

22.5.1.2 电针听会治疗耳聋有良效

房雪等[4]观察普通针刺与加用电针治疗肝胆火盛型耳鸣的临床疗效，针刺组选双侧耳门、听会、风池、供血穴等穴，电针组在针刺组的基础上加用电针疗法，治疗2个疗程后，针刺组总有效率为81.4%，电针组总有效率为89.3%，差异有统计学意义（$P<0.05$），提示电针的使用可提高临床疗效。王飞宇[5]观察电针耳门、听会穴治疗神经性耳鸣的临床疗效，电针组在普通针刺组的基础上加用电针疗法，治疗3个疗程后，电针组总有效率为86%，显著高于普通针刺组的64%，差异有统计学意义（$P<0.05$）。

22.5.2 机制研究

22.5.2.1 针刺可抑制毛细胞及神经节细胞凋亡

于洋[6]以庆大霉素（GM）诱导耳毒性耳蜗损伤小鼠为研究对象，研究针刺、穴位注射治疗耳聋的机制，采用针刺听宫、听会、翳风穴及穴位注射治疗，结果提示：针刺及穴位注射可减轻 GM 的耳毒性，减少 GM 对耳蜗毛细胞、螺旋神经节的损伤，保护毛细胞、螺旋神经节形态的完整性，拮抗庆大霉素诱导毛细胞及神经节细胞的凋亡作用。李秋明[7]以成年 Wistar 大鼠为研究对象，将实验大鼠进行连续噪声暴露 7 天，噪声频率为 4000Hz，诱导噪声性耳聋大鼠（空白组不予噪声刺激），诱导成功后将其分为未治疗组、针刺治疗组、维生素 E 治疗组，针刺组予以针刺翳风、外关、听会治疗，干预结束后给予听觉脑干诱发电位（ABR）检测、耳蜗基底膜铺片行毛细胞形态学检查和耳蜗毛细胞血管内皮生长因子（VEGF）免疫组织化学检测，结果显示：针刺和维生素 E 治疗均能降低 ABR 的阈值，改善噪声导致的听力损害，针刺的效果优于维生素 E（$P < 0.05$），提示针刺能抑制由于长期暴露于噪声中所致的耳蜗毛细胞的死亡。

22.5.2.2 针刺可促进血液循环，促进神经修复及再生

目前尚无相关实验报道。但听会穴深部有颞浅动、静脉，颞浅动脉为耳郭的主要供血动脉，其微循环障碍与耳聋的发生关系密切[8]。听会穴深部有面神经和耳颞神经，有研究显示针刺听会穴具有调节耳区血流变化，改善组织细胞缺血缺氧，促进神经修复的作用，且耳颞神经是三叉神经的下颌支分支，在鼓膜处亦有分布，刺激该神经既可通过三叉神经激活听觉传导通路，亦可改善鼓膜功能[9]。

22.5.3 配穴研究

张璐和温燕婷等[8-9]基于数据挖掘技术研究治疗耳聋的取穴规律，结果显示关联度较高的腧穴组合有翳风 - 听宫、翳风 - 听会、听会 - 听宫。迟倩慧等[10]通过数据挖掘技术分析针灸治疗突发性耳鸣耳聋的选穴规律，结果显示听会 - 翳风、听会 - 听宫是置信度最高配伍之一。

22.6 名医传承和临床案例

22.6.1 庄礼兴[11]

庄礼兴系广东省名中医，岭南知名针灸专家，"靳三针疗法流派传承工

作室"负责人，从医三十余载，临床经验丰富。庄礼兴在临床治疗突发性耳聋时强调：第一，针刺听会穴，且需要深刺。深刺听会可利于少阳枢机开合，促进少阳经气流畅运行，导滞破壅，达到疏通清窍，治疗耳聋的目的。临床上深刺听会 30～40mm，治疗耳聋的效果更好，有立竿见影之效。第二，巧用晕听区，气到病除。针刺晕听区可认为是针刺足少阳胆经，配合上述诸穴，使被调动的少阳经气源源不断地通过已经打开的少阳枢机而直达耳窍。第三，皮肤针叩刺耳郭，导气畅清。庄礼兴常辅以皮肤针疗法以轻刺激手法叩刺耳郭周围，叩至局部潮红，以刺激经气循行耳周，开泻皮部瘀滞，通导经脉阻塞，以达疏通经络、行气活血之效。

22.6.2　临床案例

陈某，女，29 岁，2017 年 3 月 22 日初诊。

主诉：左耳听力下降近半个月。

现病史：患者于 2017 年 3 月 8 日无明显诱因出现左耳听力下降，仅可闻及"沙沙"声，曾于广州中医药大学第一附属医院耳鼻喉科住院治疗。行纯音听阈测试，左耳 125－250－500－1k－2k－4k－8k：30－55－75－95－120－115－100dB；右耳 125－250－500－1k－2k－4k－8k：25－20－25－20－20－20－20dB。结果提示左耳气导及骨导均下降，左耳极重度全频感音性耳聋，右耳听力曲线图基本正常。其诊断为左耳突发性耳聋，住院予口服三七通舒胶囊、启窍治聋丸补肾行气散瘀，并予改善微循环、营养神经等对症治疗，未见明显好转。其住院期间曾行常规针刺治疗，但听力改善不明显，遂至针灸科门诊就诊。刻下症：左耳听力下降，自诉不可分辨声源方向，并伴有持续性"沙沙"耳鸣声，无头痛头晕等不适，纳尚可，眠差，舌质淡，舌尖红，苔白，脉弦。

西医诊断：左耳突发性耳聋。

中医诊断：耳聋（肝火上扰）。

治法：疏通少阳经气，清肝泻火。

选穴：晕听区（双）、听会（双）、风池（双）、颈百劳（双）、阿是穴（左）。留针：中渚（左）、外关（左）。耳穴压豆：交感、内耳、肝、缘中、肾。皮肤针叩刺耳郭。

操作： 听会张口取穴，使用 0.30mm×40mm 毫针，针尖方向朝向外耳道，与皮肤成 5°～15° 夹角，缓慢进针时令患者发出"啊"的声音，以充分打开穴道，进针 35～38mm，进针后嘱患者缓慢闭口，此时患者可有强烈的得气感，然后予听会穴连续波持续电刺激 30 分钟。晕听区使用 0.30mm×40mm 毫针，沿晕听区的水平线平刺进针，予小幅度、高频率捻转，平补平泻手法运针后予连续波持续电刺激。

2017 年 3 月 29 日二诊：经 3 次针灸治疗，患者听力较前好转。行纯音听阈测试，左耳 125－250－500－1k－2k－4k－8k：20－25－25－35－60－65－65dB。结果提示左耳低频段气导及骨导大致恢复正常，呈中高频缓降型。耳鸣症状也较前好转。针灸处方同上，继续治疗。

经过 6 次治疗后，患者于 2017 年 4 月 5 日复查，行纯音听阈测试，左耳 125－250－500－1k－2k－4k－8k：20－20－20－20－20－50－65dB。结果提示患者全频段听力均有提高，低频段听力提高尤其显著。患者耳鸣好转，自觉听力基本恢复从前，遂结束治疗。

病案解读： 本案中，结合患者年龄及患病时间，其属突发性耳聋初期。患者左耳听力减退明显，伴持续性耳鸣，经西医治疗效果不佳，查体见舌质淡、舌尖红、苔白、脉弦，中医辨证考虑为肝火上扰。"耳者，宗脉之所聚"，病初期肝脉气血上逆于耳部，气郁化火，少阳胆火循经上攻，闭塞清窍，故突见耳鸣如潮、耳聋不闻等，治疗以局部取穴及循经取穴疏通少阳经经气，清泻肝胆之火为法。深刺听会穴有利于少阳枢机开合；晕听区解剖部位位于颞上回，是皮质听觉中枢所在之处，针刺该处能支配和改善内耳迷路的淋巴，从而提高听力；针刺中渚、外关、风池可令少阳经经气在阳维脉的维系作用下通行耳络；辅以皮肤针叩刺耳郭，共奏疏通耳窍、启闭复听之功。

参考文献

［1］ 张春萍，张议文，谭奇纹. 针灸治疗突发性耳聋的取穴规律探析［J］. 针灸临床杂志，2016，32（1）：59-61.

［2］ 侯志鹏，包永欣，相永梅，等. 深刺耳前 2 穴结合耳尖刺血治疗突发性耳聋临床观察［J］. 中国中医急症，2017，26（8）：1460-1462.

［3］ 罗慧艺.深刺听会穴结合电针治疗感音神经性耳聋临床研究［D］.广州：广州中医药大学，2019.

［4］ 房雪，苏布衣，李苗苗，等.耳门、听会穴深刺配合电针治疗肝胆火盛型耳鸣的临床疗效观察［J］.浙江中医药大学学报，2017，41（6）：542-544.

［5］ 王飞宇.电针耳门和听会穴治疗神经性耳鸣临床观察［J］.中国中医药现代远程教育，2020，18（4）：90-91.

［6］ 于洋.针刺、穴位注射对庆大霉素中毒小鼠耳蜗损伤治疗作用的实验研究［D］.长春：长春中医药大学，2020.

［7］ 李秋明.针刺对噪音性耳聋大鼠耳蜗毛细胞 VEGF 蛋白表达影响的研究［D］.长春：长春中医药大学，2010.

［8］ 张璐，杨继国，刘源香.古今医案云平台（V2.3.8）针刺治疗突聋取穴规律研究［J］.中国中医急症，2022，31（4）：600-603.

［9］ 温燕婷，陈劼.基于数据挖掘分析近20年针刺治疗突发性耳聋的选穴规律［J］.广州中医药大学学报，2021，38（10）：2192-2196.

［10］ 迟倩慧，张蕾，曲宝平，等.基于数据挖掘技术分析针灸治疗突发性耳聋耳鸣选穴规律［J］.云南中医学院学报，2019，42（5）：46-50.

［11］ 邹冬蕾，刘鑫，庄礼兴，等.庄礼兴教授针刺治疗突发性耳聋临证撷青［J］.中医药学报，2021，49（6）：65-67.

23. 瞳子髎

23.1 定位

目外眦外侧 0.5 寸凹陷中（图 23-1）。

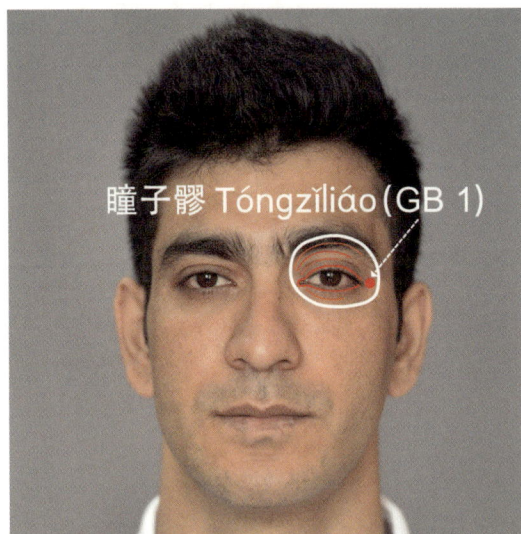

图23-1 瞳子髎穴定位

23.2 体表解剖及取穴

23.2.1 体表解剖（图 23-2）

眼外眦：眼外角，为上下眼睑在外侧（颞侧）的联合处，呈锐角。其距眶缘 5～7mm。

眶外缘：为眼眶外侧的骨性边界，由颧骨和额骨共同构成，是眼眶四壁中最为坚固且突出的部分。

23.2.2 取穴

嘱患者取正坐或者仰卧位，手指在眼外角的外侧可扪及一凹陷，其深处可扪及眼眶外侧缘，此处即为瞳子髎穴。

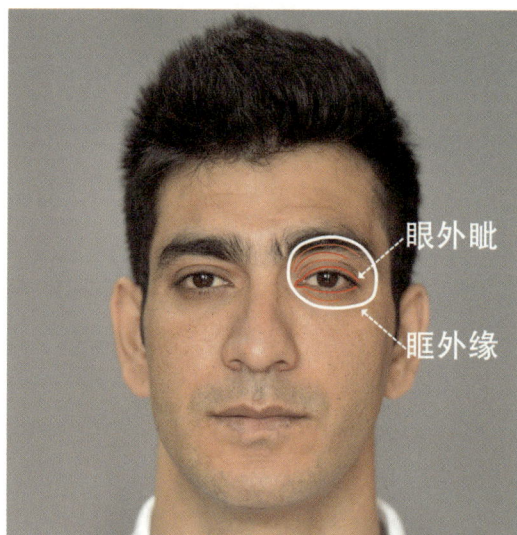

图23-2　眼外眦和眶外缘

23.3　解剖关系

瞳子髎穴处层次为皮肤、皮下组织、眼轮匝肌、睑外侧韧带、眶脂体。皮肤有三叉神经上颌支发出的颧颞神经和颧面神经分布。皮下组织内除上述皮神经外还有颞浅动、静脉的额支颧眶动、静脉分布，眼轮匝肌内有面神经的颞支和颧支分布。

23.4　功能和主治

23.4.1　功能

清热消肿，明目退翳。

23.4.2　主治

主治干眼症，兼治近视眼等疾病。

23.5　临床疗效及机制、配穴研究

23.5.1　临床疗效

23.5.1.1　瞳子髎治疗干眼症有良效

孙远征等[1]观察调神法针刺结合人工泪液治疗肝肾阴虚型干眼症的临床疗效，瞳子髎与鱼腰接电针，选用连续波，强度以患者耐受为度，留针30分钟，结果发现：针药组总有效率为90.9%，显著高于药物组的71.9%（$P < 0.05$）。高卫萍等[2]观察针刺瞳子髎等主穴治疗干眼症的临床疗效，结果显示：针刺治疗与西药治疗疗效相当，症状均有所好转，但针刺组在改善泪膜破裂时间、泪液流量、眼部症状积分方面优于西药组（$P < 0.01$）。

23.5.1.2　瞳子髎治疗近视眼疗效较佳

朱鸿勋等[3]观察针刺睛明、承泣、攒竹、风池、瞳子髎等主穴治疗青少年、儿童单纯近视眼的治疗效果，结果发现：实验组总有效率为83.0%，显著高于对照组（托吡卡胺滴眼液）的60.3%（$P < 0.05$）。何朝伟[4]运用泽田派思路治疗近视眼，取鱼腰、丝竹空、瞳子髎、四白、睛明等穴，结果发现总有效率达96.67%。朱爱斌等[5]采用中频刺激瞳子髎穴位观察其对轻中度近视合并眼压增高的影响，结果发现两组患者的屈光度、视力、调节灵活度与调节幅度均明显增高（$P < 0.05$），非接触眼压（IOP）与生物力学校正眼压（bIOP）均有不同程度降低，推断中频刺激瞳子髎穴位可用于治疗轻中度近视并伴眼压增高。

23.5.2　机制研究

朱爱斌等[6]采取中频刺激眼部瞳子髎穴位观察其对干眼症患者眼泪液的影响，以KBSL-1型中频眼部治疗仪对准瞳子髎进行中频治疗20分钟，结果显示治疗后非侵入性泪膜破裂时间较治疗前明显增加，差异存在统计学意义（$P < 0.05$），推断中频刺激瞳子髎穴位有助于促进睑板腺的脂质分泌，对改善泪液具有积极意义。

23.5.3　配穴研究

文献没有专门关于瞳子髎的配伍研究，但文献显示瞳子髎通常与鱼腰、丝竹空、承泣、攒竹、风池、睛明等腧穴配伍治疗眼病[3-4]。

23.6　名医传承和临床案例

23.6.1　周允娴[7]

周允娴，主任医师，教授，曾任中国中医科学院针灸研究所国际培训中心教研室主任。周允娴几十年来一直从事中医教学、临床和科研工作，曾受多国针灸协会和医院的邀请进行临床医疗与指导工作。周允娴认为干眼症大多分为三型，其中肝肾阴虚型宜滋阴润目，肝郁气滞型则调情志、疏肝解郁是关键，脾胃湿热型则健脾祛湿有奇效。其针灸治疗特色有三：一是局部配合全身取穴，局部取穴以阳明经穴为主，全身取穴以肝、脾、肾经腧穴为主穴；二是善用奇穴，新明Ⅰ（翳风前上5分，耳垂后皱襞中点）、新明Ⅱ（眉梢上1寸，外开5分凹陷处）、翳明和球后穴是周允娴临床治疗干眼症使用频率最高的奇穴；三是注重针感，灵活运用透刺手法，常用穴位为丝竹空透瞳子髎、攒竹透睛明、太阳透丝竹空。

23.6.2　临床案例

朱某，男，60岁，2012年1月3日初诊。

主诉：双眼干涩感、痒感7个月。

现病史：患者自诉7个月前无明显诱因出现双眼干涩感、痒感，前往当地医院眼科就诊，诊断为干眼症，使用人工泪液滴眼治疗，效果不明显，故前来针灸治疗。刻下症：双眼有干涩感、痒感，视物模糊，睡眠质量差，梦多，形体消瘦，纳可，大便干，小便黄，舌质红，苔少，脉弦细。

西医检查：泪液分泌试验双眼均为4毫米/5分钟，泪膜破裂时间为5秒。

西医诊断：干眼症。

中医诊断：白涩症（肝肾亏虚）。

治法：补益肝肾，滋阴明目。

选穴：百会、瞳子髎、睛明、攒竹、丝竹空、太阳、风池、合谷、足三里、三阴交、太溪、太冲。

操作：睛明穴指切直刺缓慢进针，至患者眼部有明显酸胀感，不行任何手法，留针 20 分钟；丝竹空透瞳子髎、攒竹透睛明、太阳透丝竹空，其他穴位采用指切进针法，快速进针，行平补平泻法，留针 30 分钟。隔日 1 次，10 次为 1 个疗程。

2 个疗程后，患者双眼干涩感、痒感、视物模糊等症状基本消失。西医检查：泪液分泌试验双眼均为 7 毫米 /5 分钟，泪膜破裂时间为 8 秒。为巩固疗效，患者仍坚持每周 2 次治疗，随访半年未见复发。

病案解读：目前中医治疗干眼症多为中药治疗，针灸干预治疗者较少，鲜有针药结合的报道。周允娴采用丝竹空透瞳子髎、攒竹透睛明、太阳透丝竹空三组透穴配合其他腧穴的方法，共同调节各脏腑经络气血，补益肝肾，滋阴明目，缓解干眼症状。本病易复发，治愈后最好再坚持治疗 4 周，每周治疗 2 次，以巩固疗效。

参考文献

［1］孙远征,陈存阳,于天洋,等.调神法针刺治疗肝肾阴虚型干眼症临床观察［J］.中国针灸，2022，42（2）：162-166.

［2］高卫萍，刘敏，张义彪.眼周针刺治疗干眼症疗效观察［J］.中国针灸，2010，30（6）：478-480.

［3］朱鸿勋，朱运凯.针刺治疗近视眼 82 例疗效观察［J］.云南中医中药杂志，2014，35（8）：60-61.

［4］何朝伟.运用泽田派思路推拿治疗近视眼 60 例疗效观察［J］.中国民间疗法，2015，23（12）：26.

［5］朱爱斌，尚云月，王恒，等.中频刺激瞳子髎穴位对轻中度近视合并伴眼压增高患者的治疗效果及可能机制［J］.中医临床研究，2021，13（1）：26-29.

［6］朱爱斌，毛贤科，马远娟，等.中频刺激瞳子髎穴位对泪液的临床观察［J］.中医临床研究，2021，13（19）：35-37.

［7］刘璇，孟宏，周允娴.周允娴教授针药结合治疗干眼病经验［J］.中国针灸，2014，34（10）：1005-1008.

24. 头维

24.1 定位

额角发际直上 0.5 寸，头正中线旁开 4.5 寸（图 24-1）。

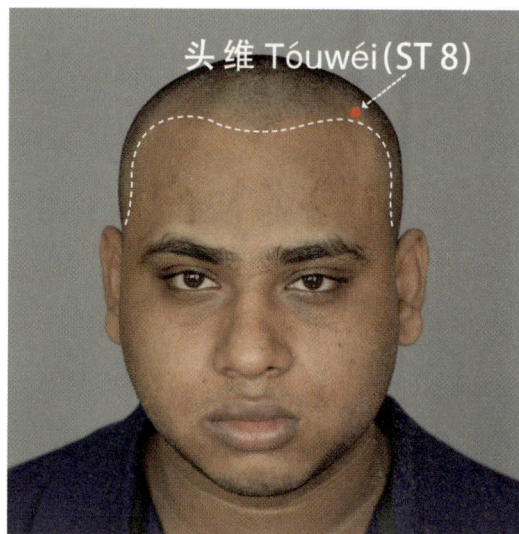

图24-1 头维穴定位

24.2 体表解剖及取穴

24.2.1 体表解剖

额角（图 24-2）：前发际在左、右两端弯曲下垂而形成的两个角，通常为深入头发的额头一角。

24.2.2 取穴

嘱患者取正坐或者仰卧位，先找到额角的发际处，从额角发际处向上量一个横指（同身寸，大拇指指间关节横纹长度），取其中点（0.5寸），此处即为头维穴。

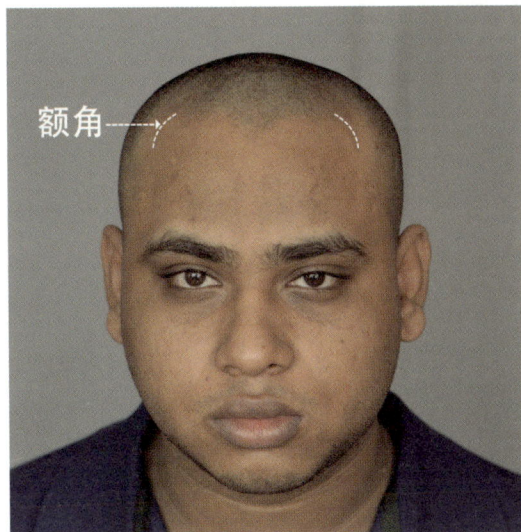

图24-2　额角

24.3　解剖关系

头维穴处解剖层次依次为皮肤、皮下组织、颞肌上的帽状腱膜、腱膜下疏松结缔组织、颅骨外膜。浅层皮肤和皮下组织分布有眶上神经（眼神经分支）和耳颞神经，血管为颞浅动、静脉浅支。

24.4　功能和主治

24.4.1　功能

清利头目，通经活络，舒痉止痛。

24.4.2　主治

主治头痛，兼治三叉神经痛等疾病。

24.5 临床疗效及机制、配穴研究

24.5.1 临床疗效

24.5.1.1 头维治疗偏头痛疗效较佳

陈勤等和李国强[1-2]研究发现，头维是治疗偏头痛频次最多的主穴之一。韩鹏等[3]基于复杂网络探析针灸治疗偏头痛的腧穴配伍规律时发现头维是治疗偏头痛的核心节点腧穴之一。邱芳晖等[4]采取刺血疗法结合电针治疗偏头痛，在患侧疼痛局部怒张血管脉络进行刺络放血，风池、头维等主穴接电针，结果显示：观察组治疗结束 30 分钟后 VAS 评分下降值优于西药组（$P<0.05$），观察组头痛积分下降值和总有效率均优于西药组（$P<0.05$）。戴晴等[5]采用骨边刺法针刺风池、头维等主穴治疗偏头痛，结果显示：骨边刺法组的总有效率为 94.3%，显著高于普通针刺组、西药对照组的 79.4%，75.6%（$P<0.05$），骨边刺法组的 VAS 评分和偏头痛特异性生活质量评分（MSQ）显著低于普通针刺组、西药对照组（$P<0.05$）。

24.5.1.2 头维治疗三叉神经痛有良效

孙晶等[6]总结古代针灸治疗与三叉神经痛相关病症所选腧穴时发现，攒竹、头维、合谷是使用频率最高的三个腧穴。郝卫方等[7]取头维、翳风、合谷作为主穴治疗三叉神经痛，头维穴采用捻转、提插泻法重刺激，结果显示总有效为 84.4%。王历菊[8]采取平刺头维透额厌、悬颅、悬厘三穴治疗三叉神经痛，结果显示总有效率为 81.8%。

24.5.2 机制研究

目前尚无实验涉及其机制研究，解剖学发现头维穴皮下有耳颞神经分支、面神经颞支。大多学者认为针刺头维穴可以调节血管收缩，增加毛细血管的通透性，提高病患局部组织的氧气供应。

24.5.3 配穴研究

王文通等[9]基于数据挖掘技术分析单纯针刺治疗偏头痛的取穴规律时

发现，头维 - 太阳是置信度最高的穴位组合。韩鹏等[3]发现风池、百会、太阳、头维、率谷组成的腧穴关联在支持度及置信度上均显著优于其他腧穴组合，显示了这 5 个穴位构成的腧穴组合在治疗偏头痛中的优势。

24.6　名医传承和临床案例

24.6.1　方剑乔[10]

方剑乔，教授，博士研究生导师，浙江省针灸学会会长，从事针灸的教学、科研和临床工作约 30 年，学识渊博。方剑乔认为偏头痛的病因病机主要分外感和内伤两类，其中外感以风邪为主，内伤与肝的关系最为密切。其在治疗上主张巨刺为先、远近相配，电针镇痛、合理参数，刺络拔罐、通络止痛的原则。

24.6.2　临床案例

杨某，女，35 岁，2015 年 6 月 30 日初诊。

主诉：左侧头部剧烈疼痛 3 天。

现病史：患者自诉 3 天前因受风后出现左侧头部疼痛，疼痛呈持续性、抽动性，且疼痛连及颠顶，难以忍受，夜寐不安，曾至他院就诊，诊断为偏头痛，医生予以加巴喷丁等药物治疗，未见明显效果，遂来本院就诊。刻下症：患者表情痛苦，自觉左侧头痛剧烈，呈搏动性，难以说话、行走，舌淡，苔白，脉弦细。

西医诊断：偏头痛。

中医诊断：偏头风（外感风邪）。

治法：疏风祛邪，通经止痛。

选穴：头维、百会、头临泣、率谷、太阳、翳风、曲池，健侧合谷、外关、太冲、三阴交，局部阿是穴。

操作：采用 0.25mm×40mm 毫针在翳风、曲池、头维、百会、头临泣、率谷、太阳，以及健侧的合谷、外关、太冲、三阴交各刺一针。针刺得气后，在合谷与外关处接一对电极，参数为 100Hz、2mA，治疗 30 分钟后，在局部阿是穴上接一对电极，参数设置为 2/100Hz，2mA，时间 30 分钟。起针后，用梅花针叩刺左侧头部痛点处，使其微微出血，拔罐并留置 10 分钟。

治疗结束后，患者表情恢复平静，症状得到明显改善。

二诊治疗后，患者仅偶有疼痛感，且发作间隔时间较长。

三诊后，患者症状消失，表情自然，未再发作。

病案解读：偏头痛是一种反复发作且缓慢加重的神经血管功能障碍性头痛，严重影响患者的生活质量，给家庭带来负担。临床治疗时方剑乔以巨刺为先、远近相配为原则，故选用翳风、曲池以达到驱散风邪之效，局部取头维、百会、头临泣、率谷、太阳，同时辅以健侧合谷、外关、太冲、三阴交等穴位发挥通络止痛之功效。该患者来时头痛剧烈，且难以忍受，因此选择不同参数的电针，先以 100Hz 电针为主，发挥其即刻镇痛功效，后切换为 2/100Hz 以维持其镇痛效果，最后以梅花针叩刺放出少量的血液，以改善局部的血液循环，加强疏经通络之效。

参考文献

［1］ 陈勤，梁繁荣，郑晖，等.针灸治疗偏头痛的腧穴分类应用研究［J］.浙江中医杂志，2013，48（6）：442-445.

［2］ 李国强.基于数据挖掘技术探析针刺治疗偏头痛处方规律的研究［D］.济南：山东中医药大学，2018.

［3］ 韩鹏，温静，吴慧慧，等.基于复杂网络探析针灸治疗偏头痛的腧穴配伍规律［J］.针刺研究，2022，47（2）：171-176.

［4］ 邱芳晖，陈淑萍.刺血疗法结合电针治疗偏头痛的临床研究［J］.中国现代医生，2018，56（15）：127-130.

［5］ 戴晴,江彬,杨柳,等.骨边刺法治疗偏头痛 35 例疗效观察［J］.浙江中医杂志，2017，52（9）：687-688.

［6］ 孙晶,方剑乔,陈勤,等.与三叉神经痛相关病症的古代针灸处方规律分析［J］.上海针灸杂志，2013，32（1）：66-68.

［7］ 郝卫方，张海，张志刚.头维穴重刺激为主治疗顽固性三叉神经痛 32 例［J］.上海针灸杂志，2009，28（2）：74.

［8］ 王历菊.针刺治疗血管神经性头痛三叉神经痛［J］.四川中医,2002,20（10）：

78.

［9］ 王文通，王恩忠，李胜，等．基于数据挖掘技术分析单纯针刺治疗偏头痛的取穴规律［J］．中国中西医结合影像学杂志，2021，19（4）：307-310.

［10］ 乐小琴，龚杰，肖婷，等．方剑乔教授针灸治疗偏头痛经验介绍［J］．新中医，2016，48（8）：232-233.

25. 完骨

25.1 定位

耳后乳突的后下方凹陷中（图 25-1）。

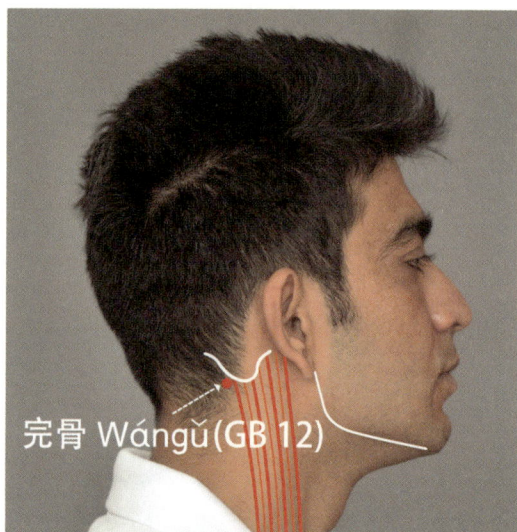

图25-1 完骨穴定位

25.2 体表解剖及取穴

25.2.1 体表解剖

乳突（图 25-2）：是从颞骨乳突部的底面向下的圆锥形骨性凸起，位于外耳道的后面，体表可以触及。

25.2.2 取穴

嘱患者取正坐或侧伏位，触摸耳垂后方有一骨性凸起，即为乳突。触摸可扪及乳突后下缘，沿其后下缘触摸上方的骨头有一浅凹，该处即为完骨穴。

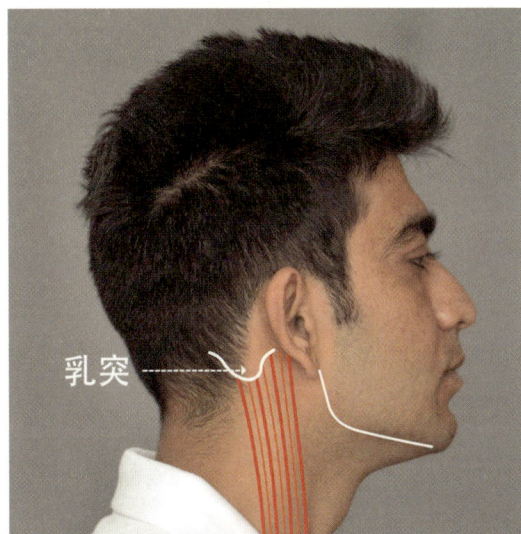

图25-2　乳突

25.3　解剖关系

完骨穴位于胸锁乳突肌附着部上方，皮下有耳后动脉分支和耳后静脉属支，亦有枕小神经本干分布。

25.4　功能和主治

25.4.1　功能

疏风清热，通络止痛。

25.4.2　主治

主治颈椎病，兼治面瘫等疾病。

25.5 临床疗效及机制、配穴研究

25.5.1 临床疗效

25.5.1.1 完骨治疗颈椎病疗效明确

赵霞云等[1]基于数据挖掘技术分析针灸治疗椎动脉型颈椎病的选穴规律，结果显示完骨是治疗椎动脉型颈椎病最常用的 10 个腧穴之一。石光煜等[2]观察在常规针刺的基础上加电针双侧完骨穴治疗椎动脉型颈椎病的临床疗效，结果显示：电针组的总有效率达 100%，显著高于对照组的 75%（ $P<0.05$ ）。王明明等[3]观察针刺"项七针"结合颈项灸治疗风寒湿型颈椎病的临床疗效，结果显示：观察组（"项七针"结合颈项灸组）总有效率达 95.74%，高于对照组的 78.72%，差异有统计学意义（ $P<0.05$ ）。

25.5.1.2 完骨治疗面瘫有良效

张伟等[4]观察巨刺针法结合梅花针叩刺翳风、完骨穴治疗周围性面瘫的临床疗效，结果显示：观察组（巨刺针法结合梅花针）的总有效率达 90.00%，显著高于对照组的 76.33%（ $P<0.05$ ）。谈华龙等[5]观察针刺以翳风、完骨为主的少阳经穴治疗特发性面神经麻痹急性期风热证的临床疗效，结果显示：3 周后治疗组临床治愈率达 80.00%，显著优于对照组的 53.33%，经秩和检验，治疗组临床疗效优于对照组，差异有统计学意义（ $P<0.05$ ）。陈勤等[6]观察温针灸联合中医辨证治疗周围性面瘫的临床疗效，温针灸联合中医辨证组的主穴为完骨、太阳、攒竹、颊车等，对照组以太阳、颊车、地仓、合谷等为主穴，结果显示：观察组的治疗有效率为 96.67%，显著高于对照组的 80.00%（ $P<0.05$ ）；观察组的面瘫痊愈时间为（22.85±4.62）天，显著低于对照组的（27.33±5.17）天（ $P<0.05$ ）。

25.5.2 机制研究

25.5.2.1 针灸完骨穴可改善颈椎病患者的脑血流动力学

石光煜等[2]在常规针刺的基础上加电针双侧完骨穴治疗椎动脉型颈椎

病时，结果显示：两组治疗后椎 - 基底动脉收缩末期与舒张末期的末峰流速较治疗前均明显增加（$P<0.05$），治疗组（常规针刺 + 完骨电针）治疗后椎 - 基底动脉收缩末期与舒张末期末峰流速较对照组（常规针刺）治疗数值更高（$P<0.05$）。贾翠霞等[7]发现针刺风池、天柱、完骨三穴可以改善椎动脉血流动力学参数，扩大椎动脉内径，提高平均血流速度，降低血管阻力指数，从而达到改善脑部供血不足的病理状态。

25.5.2.2 针灸完骨穴可改善面部神经和肌群功能

高明伟[8]观察常规针刺联合颈三穴（完骨、大椎、肩井）刺络拔罐法对特发性面瘫患者面神经功能的影响，结果显示：治疗后，两组 H-B 分级、Sunnybrook 面神经评分与治疗前比较差异均有统计学意义（$P<0.05$），观察组面神经功能恢复情况要优于对照组（$P<0.05$）。陈勤等[6]采用表面肌电图（sEMG）分析仪观察温针灸联合中医辨证对周围性面瘫患者面部肌群和 H-B 分级的影响，结果显示：温针灸联合中药组的颊肌群、口轮匝肌群、额肌群及鼻肌群的均方根值（RMS）值均高于对照组（$P<0.01$），治疗后两组患者的 H-B 评分均较治疗前有所下降，且治疗后 14 天、21天、28 天观察组的 H-B 评分均低于对照组（$P<0.05$），温针灸联合中药组面肌功能简易评分法评分前后差值显著低于对照组（$P<0.05$），表明温针灸联合中医辨证治疗周围性面瘫可有效改善患者的面部神经功能和肌群功能。

25.5.3 配穴研究

"项七针"是全国老中医药专家学术经验继承工作指导老师单秋华治疗椎动脉型颈椎病的腧穴配伍处方，包括风府、天柱、风池、完骨 4 个腧穴，针刺时共计 7 针，临床疗效较好，因而得名[9]。钟晓莹等[10]基于数据挖掘技术探析针灸治疗椎动脉型颈椎病随机对照临床试验的选穴规律，结果显示：平均总有效率最高的配伍组合是完骨和风池，次之的配伍是完骨 - 天柱和完骨 - 风池 - 天柱。

25.6 名医传承和临床案例

25.6.1 郭义 [11]

郭义，教授，博士研究生导师，国家重点学科针灸学科学术带头人。郭义经多年临床经验的积累，根据颈椎病病因病机及证候特点，创建了针灸治疗颈椎病的四通法——"一针、二罐、三刺络、四艾灸"，疗效显著。该法先采用毫针针刺颈肩部腧穴以疏通气机，然后在肩背部腧穴拔罐、走罐以畅通气机，拔罐后在大椎穴等局部的瘀斑处刺络放血以强通经脉，最后在大椎等穴实施艾灸以温通气机。四通法能疏通气机、畅通气机、强通气机和温通气机，从而达到治疗颈椎病的良好效果。

25.6.2 临床案例

薛某，女，25岁，2018年10月19日初诊。

主诉：颈项部疼痛半月余。

现病史：患者无既往相关病史，自诉长期伏案学习工作，半个多月来时感颈项部疼痛不适，并向肩背部放射，故来院就诊。刻下症：颈项部疼痛不适，并向肩背部放射，项部僵硬，转动不利，活动受限，活动及按摩、热敷后可减轻，纳可，二便正常，苔薄白，脉紧弦。

查体：颈肩部肌肉压痛明显，可触及结节，第1~4胸椎棘突旁两侧压痛明显。

西医诊断：颈型颈椎病。

中医诊断：痹痛（气滞血瘀）。

治法：温经活血，通络止痛。

选穴：风池、风府、天柱、翳风、完骨、肩井、外关、足三里、三阴交。

操作：①针刺：取"孔雀开屏"针灸组方，即风池、风府、天柱、翳风及完骨穴，进针8~10mm，行"孔雀开屏"手法；肩井穴进针5~8mm，行"金钩钓鱼"手法；外关穴进针8~10mm，行"青龙摆尾"手法；足三里、三阴交进针15~20mm，行平补平泻手法。②拔罐：针后在肩井、大椎和颈肩部压痛点拔罐，留罐 10 分钟。③刺络：拔罐后在大椎及瘀斑局部点刺放血 1～3mL。④艾灸：将艾灸盒置于两侧颈肩部施灸，同时采用艾炷灸大椎穴，艾灸 10 分钟至局部温热微红，每周治疗 2 次。

治疗 1 次后，患者自觉颈肩部疼痛减轻，活动转利；治疗 3 次后，患者症状大减，仅长时间工作后偶有疼痛；再行 1 次治疗后，患者诸症消除，嘱患者切勿长时间工作，学习工作中途适当休息，活动颈肩部。2 个月后随访，症状未复发。

病案解读：患者颈项部疼痛，伴有僵硬活动不利。此为肌肉经筋失于濡养，经脉拘挛不舒，气血运行不畅，不通则痛，治宜活血行气、通络止痛。"孔雀开屏"针灸处方，五穴均位于头项部，符合循经及邻近选穴的原则，可缓解颈项局部的肌肉痉挛和疼痛；肩井穴下方有斜方肌，深层有肩胛提肌与冈上肌，主治肩背痹痛、颈项强痛；外关为八脉交会穴，手少阳与阳维之会，治疗颈肩疾患，可疏通气机、通经活络。拔罐及刺络放血可强通气机、祛瘀止痛，缓解肩背部肌肉强痛。艾灸颈肩部两侧及大椎穴可温经散寒、活血行气，加快局部血液微循环。四法共用，达到气行痛止的效果。

参考文献

［1］赵霞云，郭超峰，方坤炎，等.基于数据挖掘分析针灸治疗椎动脉型颈椎病的选穴规律［J］.针灸临床杂志，2020，36（7）：50-54.

［2］石光煜，于国强.电针双侧"完骨穴"对椎动脉型眩晕病脑血流动力学的影响［J］.中医药导报，2017，23（17）：63-64.

［3］王明明，蔡圣朝.针刺"项七针"结合颈项灸治疗风寒湿型颈椎病的临床观察［J］.中医药通报，2016，15（4）：34-36.

［4］张伟，马坤琴，肖洪波，等.巨刺针法结合梅花针叩刺翳风、完骨穴治疗周围性面瘫临床研究［J］.针灸临床杂志，2020，36（8）：49-54.

［5］谈华龙，刘自力，李永芝，等.翳风、完骨为主的少阳经取穴针刺治疗特发性面神经麻痹急性期风热证临床研究［J］.河北中医，2018，40（9）：1403-1407.

［6］陈勤,曾雪莲.温针灸联合中医辨证治疗周围性面瘫及对表面肌电图的影响[J].世界中医药，2018，13（7）：1748-1751.

［7］贾翠霞，丁庆余.针刺风池、天柱、完骨三穴对椎动脉型颈椎病的临床观察［J］.

中医学报，2012，27（5）：638-639.

［8］ 高明伟.针刺加刺络拔罐治疗特发性面瘫急性期临床观察［D］.张家口：河北北方学院，2021.

［9］ 颜纯淳，毛逸斐，王浩然，等.“项七针”理论基础探析［J］.山东中医药大学学报，2021，45（2）：154-158.

［10］ 钟晓莹，吴立群，陈睿哲，等.基于数据挖掘技术探析针灸治疗椎动脉型颈椎病随机对照临床试验的选穴规律［J］.世界中医药，2019，14（10）：2573-2577.

［11］ 窦报敏，李柠岑，王辉，等.郭义教授“四通法”治疗颈椎病［J］.针灸临床杂志，2021，37（1）：84-88.

26. 下关

26.1 定位

颧弓下缘中央与下颌切迹之间凹陷中（图 26-1）。

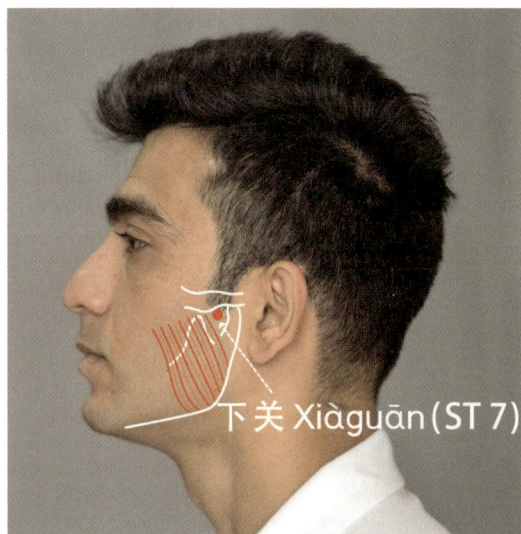

图26-1 下关穴定位

26.2 体表解剖及取穴

26.2.1 体表解剖（图 26-2）

颧弓：位于面中部外侧，是面部重要的骨性标志。其由颧骨颞突与颞骨颧突结合形成，呈向外的弓形，上缘较锐利，在体表易于扪及。颧弓下缘中点约为眼眶外缘与外耳门连线中点的稍下缘。

下颌切迹：下颌骨升支部上方有两个骨性凸起，即后方的髁突和前方的冠突，两骨性凸起之间的凹缘称为下颌切迹。将食指放于颧弓下缘中点处，嘱患者张闭口即可感知下颌切迹。

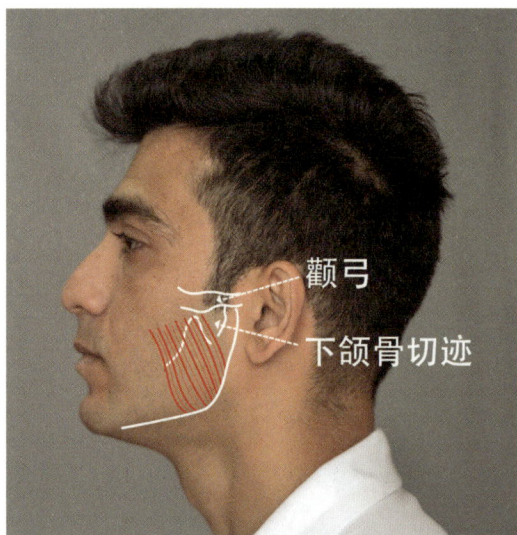

图26-2　颧弓和下颌切迹

26.2.2　取穴

嘱患者取正坐或侧伏坐位，闭口，于耳屏前一横指，颧弓下的凹陷处（此凹陷张口时隆起）即为下关穴。

26.3　解剖关系

下关穴处由浅及深依次为皮肤、皮下组织、腮腺、咬肌起始部、颞下窝。皮肤有三叉神经第 3 支下颌神经的皮支耳颞神经分布。在皮下组织深处的腮腺内，有横行于腺体实质内的上颌动、静脉，面横动、静脉，面神经等结构。

26.4　功能和主治

26.4.1　功能

通窍利关，消肿止痛，疏风散邪。

26.4.2　主治

主治三叉神经痛，兼治面瘫等疾病。

26.5　临床疗效及机制、配穴研究

26.5.1　临床疗效

26.5.1.1　深刺下关治疗三叉神经痛疗效较佳

翟培杞等[1]分析针灸临床治疗三叉神经痛取穴规律，结果显示下关是使用频率最高的腧穴。陶圣余等[2]研究针灸治疗三叉神经痛文献的用穴特点和规律，结果显示颊车、下关、地仓是治疗三叉神经痛下支使用频率最高的腧穴。彭丽辉等[3]观察芒针深刺下关穴治疗三叉神经痛的临床疗效，芒针组深刺下关穴，深度 2.5～3 寸，对照组取患侧下关、四白、颊车、太阳、合谷，结果显示：芒针组的临床治愈率达 67.4%，显著高于对照组的 42.2%，差异存在统计学意义（$P < 0.05$）。李崖雪等[4]观察深刺下关穴配合电疗法治疗三叉神经痛的疗效，两组选穴相同，均为百会、下关、合谷，治疗组采用深刺下关穴配合电针的方法，对照组采用常规深度针刺下关穴配合电针的方法，结果显示：治疗组总有效率达 92.30%，显著高于对照组的 84.61%（$P < 0.05$）。

26.5.1.2　下关治疗面瘫有良效

张禄晗等[5]运用数据挖掘技术研究针灸治疗周围性面瘫的选穴规律，结果显示下关是治疗周围性面瘫使用频率较高的腧穴之一。董珍英等[6]观察针刺结合隔牵正散灸下关、牵正穴治疗周围性面瘫的临床疗效，治疗组采取常规针刺患侧阳白、四白、太阳、颧髎、颊车等穴结合下关、牵正穴处行隔牵正散灸，对照组常规针刺，结果显示：治疗组的总有效率达 94.74%，显著高于对照组的 76.32%，差异存在统计学意义（$P < 0.05$）。胡晓东[7]观察电针患侧太阳和下关穴治疗周围性面瘫的疗效，对照组穴取阳白、攒竹、四白等穴，结果显示：电针组的愈显率、总有效率达 85.3% 和 98.5%，显著

高于对照组的 79.4% 和 91.2%，差异存在统计学意义（$P < 0.05$）。

26.5.2 机制研究

26.5.2.1 针刺下关穴止痛与蝶腭神经节兴奋性提高有关

下关穴位于面部颧弓下缘，穴位深处即为颅底翼腭窝内的蝶腭神经节。此神经节是一种植物神经节，内含丰富的交感、副交感和感觉神经纤维，是三叉神经的重要分支，与面部感觉有关[8]。深刺下关穴可直接刺激到翼腭窝附近的蝶腭神经节，使周围各类感受器得以兴奋，针刺产生的刺激信息可沿着各类神经纤维传到中枢神经，激活与内源性痛觉调制系统有关的结构和中枢神经递质系统，释放血清和脑组织中的内啡肽（EP）、5- 羟色胺（5-HT）等神经递质，抑制伤害性刺激，阻断痛觉冲动的产生、传递和感知，从而发挥镇痛效应[9]。

26.5.2.2 针刺下关穴治疗三叉神经痛与镇痛物质释放有关

张薇薇等[10]观察下关穴合谷刺联合揿针治疗痰阻血瘀型原发性三叉神经痛（PTN）伴负性情绪的镇痛机制，结果显示：两组患者血清 β-EP 和 5-HT 水平较治疗前升高（$P < 0.05$），且观察组两者的水平显著高于对照组（$P < 0.05$），表明下关穴合谷刺联合揿针可缓解痰阻血瘀型原发性三叉神经痛患者疼痛症状和负性情绪，其可能与调节血清神经递质水平有关。吴民民等[11]研究圆利针深刺下关穴配合梅花针叩刺与常规针刺治疗风热型三叉神经痛（TN）的作用机制，观察组采用圆利针深刺下关穴配合梅花针叩刺患侧阳白、颧髎、地仓、四白等穴，对照组取穴同观察组，采用常规针刺治疗，结果显示：两组患者血清 β-EP 水平较治疗前升高（$P < 0.05$），且观察组升高幅度大于对照组（$P < 0.05$），提示圆利针深刺下关穴配合梅花针叩刺可以调节镇痛物质释放达到治疗作用。

26.5.3 配穴研究

一项三叉神经痛用穴规律分析的研究[12]显示，下关穴是局部选穴的核心穴位之一。下关作为主穴可配伍攒竹、四白、夹承浆 3 个穴位使用，如下关配伍攒竹治疗三叉神经眼支的疼痛，配伍四白治疗三叉神经上颌支的疼痛，配伍夹承浆治疗三叉神经下颌支的疼痛[8]。远端配穴方面，下关常配伍合谷、太冲一起使用[2]。

张禄晗等[5]运用数据挖掘技术研究针灸治疗周围性面瘫的选穴及配伍规律，结果显示颊车 - 下关 - 地仓是关联性强、置信度高的腧穴配伍。黄琬苹等[13]运用数据挖掘技术研究针灸治疗周围性面瘫的选穴及配伍规律，结果显示颧髎 - 太阳 - 下关是治疗面瘫的常用穴位组合之一。

26.6 名医传承和临床案例

26.6.1 杨骏[14]

杨骏，教授，博士研究生导师，第五、第六批全国老中医药专家学术经验继承工作指导老师，安徽针灸学会会长。杨骏严以治学，学贯中西，善于治疗神经系统疾病及各种疑难病症，尤其治疗三叉神经痛疗效显著。其在选穴上中西互参，将现代神经解剖与针灸理论相结合，精选腧穴，强调针刺手法及针刺方向，同时调神以移痛；注重局部与整体的结合，选取太冲、合谷、中脘等穴。其在治疗上常用多种疗法相结合，如上关、下关两穴电针加强针感，下关穴选取温针灸以增强镇痛效果，针刺结束后留置腕踝针以减少发作频数，疗效确切。

26.6.2 临床案例

崔某，女，57岁，2021年1月16日初诊。

主诉：左侧面颊部疼痛1年，加重2个月。

现病史：患者于1年前清晨洗漱时出现左侧面颊触电样疼痛，就诊于当地社区诊所，诊断为三叉神经痛，予以卡马西平口服治疗，服药后有效，偶有再发。2个月前患者因过度疲劳后复发，发作时疼痛难忍，自行服用上述药物未见明显缓解，遂就诊于安徽中医药大学第一附属医院针灸康复科。刻下症：左侧面部疼痛，疼痛部位以面颊上、下颌部为主，呈阵发性，发作时甚则不能入睡，平素时感头晕，面色少华，纳差，舌淡紫，苔白，脉弦细。

查体： 左侧面部感觉敏感，神经系统检查无异常，VAS 评分 8 分。

辅助检查： 头颅磁共振未见明显异常。

西医诊断： 三叉神经痛。

中医诊断： 面痛（气虚血瘀）。

治法： 气血双补，活血化瘀。

选穴： 顶颞后斜线下 2/5（对侧）、上关、下关、颧髎、水沟、承浆、印堂、百会、合谷（双）、太冲（双）、足三里（双）、中脘。

操作： 患者取仰卧位，消毒取穴部位，采用 0.35mm×25mm 毫针针刺，上关、下关采用双针对刺 15～20mm，行小幅度捻转法，使针感扩散到整个面部，并在两穴分别连上电针（100Hz，疏密波，低强度）；颧髎直刺 8mm，水沟、承浆向上斜刺 3mm，顶颞后斜线下 2/5 沿头朝百会穴透刺 10～15mm，百会、印堂、合谷、太冲斜刺 8～10mm（合谷、太冲针向头部），中脘、足三里直刺 15～20mm，得气后行平补平泻法，留针 30 分钟；同时取 2 段长约 2cm 的艾条点燃，戳一小孔放于下关穴针柄，中间以小硬纸片隔挡，防止温度过高造成烫伤。

诊疗结束后，取腕部上 2 穴（位于腕横纹上二横指，掌长肌腱与桡侧屈腕肌腱之间，相当于内关穴处），留置一根 0.35mm×40mm 的毫针，以患者自觉针下无任何感觉为度，以医用胶布固定，嘱患者次日自行拔针。隔日治疗 1 次，每周 3 次。

治疗 5 次后，患者左侧面部疼痛减轻，发作频数减少；治疗 4 周后，患者疼痛消失，饮食、睡眠正常。随访 3 个月，症状未复发。

病案解读： 本案患者有三叉神经痛病史，又因过度疲劳而复发，结合纳差、面色少华、舌淡紫、苔白、脉弦细，辨证为气虚血瘀证。其因劳耗气，气虚则血滞，面部脉络不通，不通则痛，故当行气活血，调整虚实，畅通经络。杨骏依据头面部感觉传导通路和疼痛部位，选取顶颞后斜线下 2/5（对侧）、上关、下关、颧髎、水沟、承浆，可抑制异常的神经冲动；百会、印堂为调神要穴，可移神定痛；合谷、太冲分别为手阳明大肠经、足厥阴肝经腧穴，两穴相配，气血调和；胃为气血之海、气血生化之源，足三里为胃经合穴，中脘为胃经募穴，刺之气血双补。针刺的同时配合艾灸、电针、腕踝针，以巩固疗效。诸法合用，可达行气血、调虚实、通经络之功。

　　杨骏认为本病的关键病机在于不通则痛、不荣则痛，提出了行气血、调虚实、通经络的治疗原则，并创新地提出了针灸治疗方案。临床上杨骏强调"他山之石，可以攻玉"，从现代解剖学的头面部浅感觉传导通路出发，并与传统针灸理论相结合，巧选腧穴，利用针刺抑制三叉神经的异常神经冲动。杨骏临证时强调仔细辨病辨经，根据疼痛部位与疾病虚实针对性地选取腧穴，穴少义精；注重调神，注重局部与整体相结合；善用针刺手法，并多法结合，杂合以治，共奏通经活络、畅达气血、调整虚实之效。

参考文献

［1］翟培杞，孙炜，董迹菲，等．针灸治疗三叉神经痛取穴规律文献分析［J］．山东中医药大学学报，2015，39（1）：16-18.

［2］陶圣余，徐雯，高照，等．针灸治疗三叉神经痛的用穴规律分析［J］．中国针灸，2016，36（2）：207-211.

［3］彭丽辉，陈剑明，黄贵英．芒针深刺下关穴治疗三叉神经痛46例［J］．中国针灸，2007，27（6）：433-434.

［4］李崖雪，高瑞雪，刘潇，等．深刺下关穴配合电疗法治疗三叉神经痛的疗效［J］．中国老年学杂志，2017，37（9）：2250-2251.

［5］张禄晗，谭丽，陈吟诗，等．基于数据挖掘探讨灸法治疗周围性面瘫选穴规律［J］．针灸临床杂志，2020，36（4）：62-66.

［6］董珍英，张保球，郭锡全．针刺结合隔牵正散灸下关、牵正穴治疗周围性面瘫临床观察［J］．针刺研究，2019，44（2）：131-135.

［7］胡晓东．电针治疗周围性面瘫136例［J］．中国针灸，2007，27（S1）：48.

［8］和岚，刘天琪，李晨．针刺神经节、神经孔治疗原发性三叉神经痛的临床研究［J］．中华中医药杂志，2013，28（11）：3449-3451.

［9］闫禹竹，汪洋，刘慧慧，等．深刺下关穴结合耳穴电针治疗三叉神经痛临床研究［J］．针灸临床杂志，2021，37（6）：17-22.

［10］张薇薇，田书艺，唐甜甜，等．下关穴合谷刺联合揿针治疗痰阻血瘀型原发性三叉神经痛伴负性情绪：随机对照试验［J］．中国针灸，2022，42（9）：999-1003.

［11］吴民民，刘小华，王利娇，等．圆利针深刺下关穴配合梅花针叩刺治疗风热型三叉神经痛疗效观察［J］．中国针灸，2021，41（10）：1089-1094.

［12］ 孙晶，方剑乔，邵晓梅，等．方剑乔教授分期治疗三叉神经痛［J］．中国针灸，2016，36（2）：191-193.

［13］ 黄琬苹，傅成伟，吴彤，等．数据挖掘探析针刺治疗周围性面瘫的选穴规律［J］．中国民族民间医药，2020，29（21）：1-5.

［14］ 张万林，查必祥，季荣，等．杨骏教授针灸治疗三叉神经痛经验撷要［J］．浙江中医药大学学报，2022，46（1）：74-77.

27. 阳白

27.1 定位

眉上 1 寸，瞳孔直上（图 27-1）。

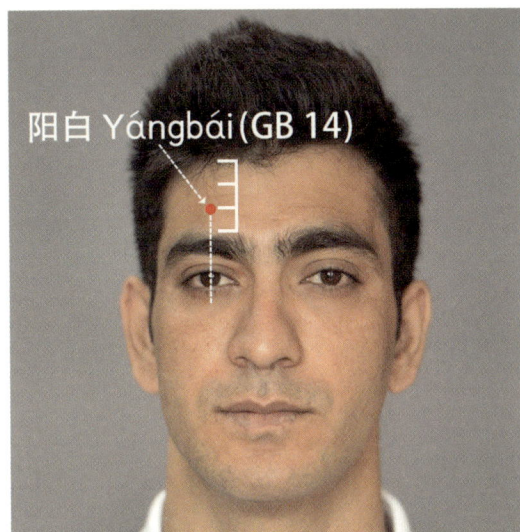

图27-1 阳白穴定位

27.2 体表解剖及取穴

27.2.1 体表解剖

瞳孔（图 27-2）：眼球内位于虹膜中心的小圆孔，其口径由虹膜内的瞳孔开大肌和括约肌控制，可随光线强弱变化扩大或缩小。

27.2.2 取穴

嘱患者取正坐或仰靠、仰卧位，于瞳孔正上方，离高于眉毛上缘约 2cm

处取穴；亦可在眉毛中点至前发际的中下 1/3 交界处取穴。

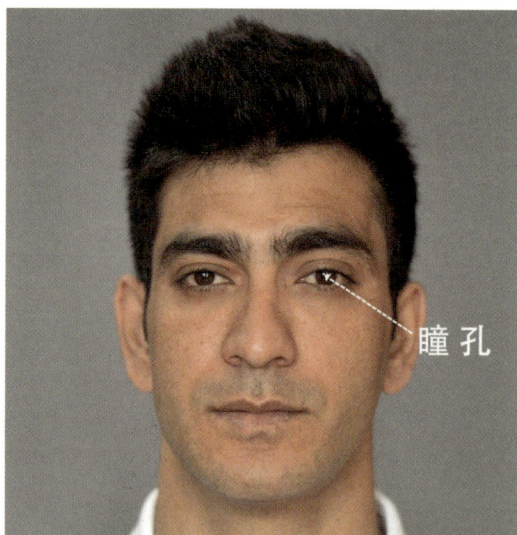

图27-2　瞳孔

27.3　解剖关系

阳白穴处位于头部额区，该处层次由浅入深分为皮肤、浅筋膜、额肌、疏松结缔组织和颅骨外膜 5 层。该处皮肤厚而致密，有三叉神经第 1 支眼神经发出的额神经的分支分布。皮下浅筋膜内除上述神经外还有额动、静脉的皮下支分布。

27.4　功能和主治

27.4.1　功能

祛风通络，明目通窍。

27.4.2　主治

主治面瘫。

27.5 临床疗效及机制、配穴研究

27.5.1 临床疗效

阳白治疗面瘫疗效明确

李国徽等[1]基于文献研究针灸治疗顽固性面瘫的临床取穴规律，结果显示阳白是治疗顽固性面瘫的三大主穴之一。孟学茹等[2]基于数据挖掘技术研究针灸治疗面瘫的用穴规律，结果显示阳白是治疗面瘫最常用的主穴之一，仅次合谷、颊车。王瑞森等[3]观察以阳白为主穴的"面五针"法治疗贝尔面瘫的临床疗效，结果显示面五针组的总有效率达87.5%，显著高于对照组的65.0%（$P < 0.05$）。李海天等[4]观察透针刺法治疗小儿周围性面瘫眼睑闭合不全的疗效，治疗组采用多针浅刺与透刺相结合，阳白三透，针尖与表皮成15°，分别向攒竹、丝竹空、鱼腰透刺，结果显示：治疗组的总有效率达100%，明显高于对照组的98%（$P < 0.05$）。

27.5.2 机制研究

针灸阳白穴可改善面部神经和肌群功能

王瑞森等[3]以"面五针"为主治疗贝尔面瘫，结果发现面五针组28天后的H-B分级评分显著低于对照组（$P < 0.05$），额肌、口轮匝肌的面神经电图（ENoG）最大波幅值较常规针刺组增加明显（$P < 0.05$），由此推断"面五针"可以良性刺激面神经，促进面部肌群的功能恢复。姚雪青等[5]探究电针、红外线与高压氧联合治疗面瘫的机制，结果显示：观察组（电针、红外线与高压氧联合）治疗后面部残疾指数量表（FDI）评分（FDI得分越高，表示面神经功能恢复越佳）显著高于对照组（$P < 0.05$），观察组治疗后迎香穴、巨髎穴、阳白穴温度均显著高于对照组（$P < 0.05$），推断观察组能够有效改善面瘫患者的神经功能，提高面部温度。

27.5.3 配穴研究

蒲柳等[6]基于数据挖掘技术探讨针灸治疗周围性面瘫急性期的选穴规律，关联分析结果显示置信度最高的二联穴位组合为颧髎 - 阳白，支持度最高的三联穴位组合是阳白 - 下关 - 地仓。李国徽等[1]发现地仓 - 阳白是治疗顽固性面瘫最主要的配伍之一，仅次于颊车 - 地仓。孟学茹等[2]发现腧穴透刺治疗面瘫，阳白透鱼腰的频率仅次于最高的地仓透颊车组合。

27.6 名医传承和临床案例

27.6.1 吕明庄[7]

吕明庄，教授，第三批全国老中医药专家学术经验继承工作指导老师，获中华中医药学会首届中医药传承特别贡献奖，为贵州省首届名老中医。吕明庄潜研经典，勇于创新，形成了自己独特的学术思想及临床特色。在治疗周围性面瘫方面，吕明庄集众家之长，疗效显著。吕明庄多用"通阳刮痧疗法"，以疏通阳气、调和气血；常用透刺法，患侧阳白三透，即阳白透攒竹、阳白透丝竹空、阳白透鱼腰；善用滞针法产生强烈针感。另外，对于周围性面瘫的后期及陈旧性面瘫，吕明庄多用浅刺多穴法治疗。

27.6.2 临床案例

陈某，女，70岁，2017年7月3日初诊。

主诉： 左侧口眼歪斜8天。

现病史： 患者8天前因受凉后出现左侧口眼歪斜，就诊于社区医院，诊断为面神经炎，予泼尼松、甲钴胺等对症治疗后，患者病情稍有改善，现为求系统治疗，就诊于本科门诊。刻下症：左额纹消失，左眼闭眼露白3mm，左鼻唇沟变浅，人中沟、口角向右偏，舌体向右偏，不能完成皱眉、露齿、鼓腮等动作，无耳后疼痛，舌质淡，脉弦滑。

西医诊断： 周围性面神经炎。

中医诊断： 面瘫（风邪直中，经筋瘫痪）。

治法： 祛风通络，疏调经筋。

选穴： 阳白、丝竹空、四白、下关、牵正、地仓、颊车、水沟、风池、合谷、鱼腰、翳风。

操作： ①针刺：取穴为吕明庄治疗面瘫10穴，即患侧阳白、丝竹空、四白、下关、牵正、地仓、颊车、水沟、风池，对侧合谷。行透刺法和滞针法。透刺法：采用 1.0 寸毫针，针尖与皮肤成 15° 夹角，行阳白三透，即阳白向攒竹、丝竹空、鱼腰三个穴位方向透刺，针尖方向成鸡爪状。滞针法：颊车穴向地仓穴方向进行针刺得气后，施行滞针法。②TDP 治疗仪照射：患侧翳风穴（吕明庄认为翳风穴为治疗面瘫的热敏点，TDP 治疗仪照射或重灸可祛风散寒、活血化瘀）。每天 1 次，5 次为 1 个疗程。

治疗 1 周后，患者诉额纹消失、喝水漏水明显好转，能完成皱眉、露齿、鼓腮等动作，闭眼露白及口角、人中沟向右偏等情况稍有好转。治疗方案同前，继续 1 个疗程。治疗 2 周后，患者口眼歪斜基本消失，仅在咧嘴露齿后轻微可见，除去透刺法，继续滞针法 3 次，隔天 1 次。进行 13 次治疗后，患者病愈。

病案解读：《黄帝内经》有云："正气存内，邪不可干。"正气不足是本病发生的基础，风寒之邪内侵则是本病发生的直接原因。风寒之邪侵袭人体，经络阻滞，引起气血痹阻经脉，筋脉失养，故而可见口眼歪斜。吕明庄治疗面瘫有独特经验：①善用滞针法：颊车向地仓方向的滞针法，可利用其牵拉作用以激发经气，加强针感，对鼓腮、露齿困难甚者效果明显。②透刺法：可扩大面神经刺激范围，缩短疗程。该法除对针刺方向、角度、深度要求严格外，还需根据病情与不同的针刺部位确定透穴的多少。③配合使用 TDP 治疗仪照射：其通过远红外电磁波照射人体穴位达到治疗的目的。

参考文献

［1］ 李国徽，李文杰，李志鹏，等.基于文献研究针灸治疗顽固性面瘫的临床取穴规律［J］.西部中医药，2021，34（11）：108-112.

［2］ 孟学茹，胡远樟，曹悦，等.基于数据挖掘针灸治疗面瘫用穴规律研究［J］.时珍国医国药，2020，31（8）：2029-2032.

［3］ 王瑞森，陈佳利，姚艳玲，等."面五针"为主治疗贝尔面瘫临床研究［J］.现代中医药，2021，41（1）：92-94.

［4］ 李海天，马建强，张曼，等.透针刺法治疗小儿周围性面瘫眼睑闭合不全疗效观察［J］.北京中医药，2020，39（5）：490-492.

［5］ 姚雪青，潘良德，王林.电针、红外线与高压氧联合治疗对面瘫患者神经功能、血浆免疫球蛋白和面部温度的影响［J］.针灸临床杂志，2022，38（2）：21-25.

［6］ 蒲柳，林吉欢，陈伟豪，等.基于数据挖掘技术探讨针灸治疗周围性面瘫急性期的选穴规律［J］.时珍国医国药，2019，30（9）：2270-2273.

［7］ 罗禹珩，樊同涛，王光义，等.吕明庄针灸治疗周围性面瘫经验介绍［J］.新中医，2019，51（8）：321-322.

28. 翳风

28.1 定位

乳突下端前方的凹陷中（图 28-1 ）。

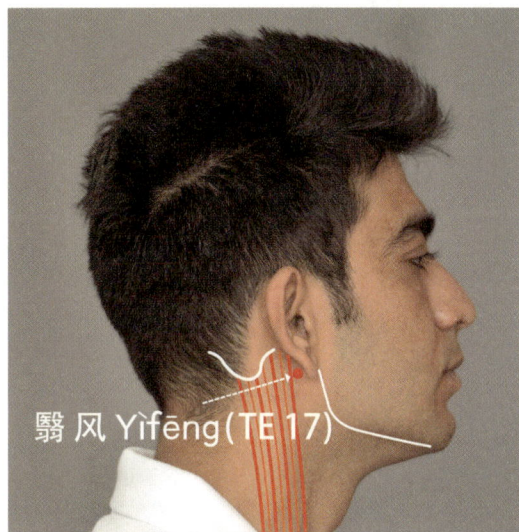

图28-1 翳风穴定位

28.2 体表解剖及取穴

28.2.1 体表解剖（图 28-2 ）

耳垂：为耳郭下部的窄小部分，内含结缔组织和脂肪。

乳突：是从颞骨乳突部的底面向下的圆锥形骨性凸起，位于外耳道后面，体表可以触及。

28.2.2 取穴

嘱患者取正坐或侧伏位，耳垂微向内折，乳突前方的凹陷处，即为翳风穴。

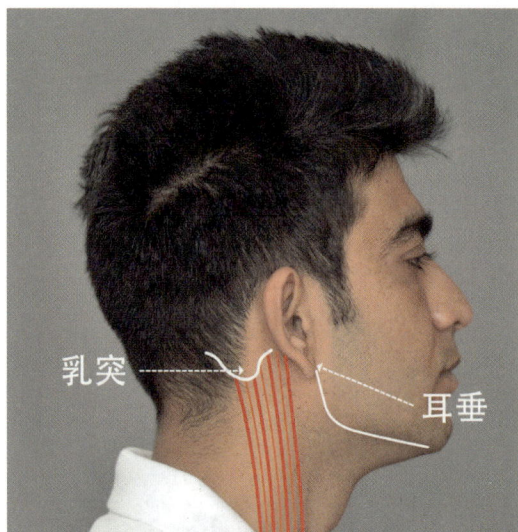

图28-2　乳突和耳垂

28.3　解剖关系

翳风穴处层次为皮肤、皮下组织、腮腺。皮肤有颈神经皮支耳大神经分布。皮下组织疏松，深处有耳后动静脉、腮腺咬肌筋膜、腮腺下颌后突部，再深处有面神经干从茎乳突孔穿出。

28.4　功能和主治

28.4.1　功能

通窍聪耳，祛风通络。

28.4.2　主治

主治面瘫，兼治耳鸣等疾病。

28.5 临床疗效及机制、配穴研究

28.5.1 临床疗效

28.5.1.1 翳风早期介入可提高治疗面瘫的效果

杨安石等[1]基于数据挖掘研究穴位注射治疗周围性面瘫的选穴规律，结果显示翳风是治疗面瘫使用频率最高的腧穴。张晓敏等[2]对艾灸疗法治疗顽固性面瘫的现代临床文献经穴应用规律进行研究，发现翳风是治疗灸治面瘫使用频率最高的腧穴。彭瑛等[3]研究周围性面瘫的最佳治疗时机，观察组在急性期内（发病1周内）开始治疗，对照组在发展期和恢复期（发病1周以后）开始治疗，以取翳风穴、阳白穴、地仓穴为主，结果显示：观察组总有效率达93.30%，显著高于对照组的67.86%，差异有统计学意义（$P<0.05$），提示急性期是周围性面瘫的最佳针刺时间，可明显缩短病程。石景洋等[4]观察针刺治疗周围性面瘫开始的时间与疗效的关系，寻找治疗面瘫的最佳治疗时机，发病至1周内急性期的患者为治疗组，发病1~8周的恢复期患者及发病8周以后的后遗症期为对照组，以翳风、太冲、合谷为主穴，结果显示：治疗组的愈显率达92.0%，显著高于对照组的68.0%，差异有统计学意义（$P<0.05$），提示面瘫急性期给予面神经良性刺激可显著提高治愈率。李明等[5]观察翳风穴温针灸辅助治疗耳周疼痛型面神经炎的疗效，治疗组第1周就开始使用翳风温针灸，对照组从第2组开始使用，结果显示：治疗组的痊愈率为61.4%，显著高于对照组的41.4%，差异有统计学意义（$P<0.05$），提示温针灸翳风穴结合其他疗法可更有效地改善面部表情肌功能及社会生活功能。

28.5.1.2 针刺翳风治疗耳鸣有良效

宋瑶等[6]运用数据挖掘技术分析针灸治疗原发性耳鸣的选穴规律，结果显示翳风是治疗耳鸣使用频率较高的腧穴之一，仅次于听宫。李品能等[7]基于中医传承辅助系统软件挖掘针灸治疗耳鸣的选穴规律，结果显示针灸治疗耳鸣最常用的三穴为翳风、听宫、听会。尹韬等[8]对比耳周三穴深刺与浅刺治疗主观性耳鸣的疗效差异，深刺组深刺翳风、听会、耳门耳周三穴，深度为 30～38mm，结果显示：深刺组的总有效率达 59.1%，显著高于浅刺组的 20.0%，差异有统计意义（$P < 0.05$），提示深刺耳周三穴可以明显改善主观性耳鸣的症状，降低耳鸣的声响程度。忻美茜等[9]观察针刺健耳穴配合耳周三穴治疗耳鸣的临床疗效，对照组取患侧听宫、听会、翳风，观察组在对照组的基础上加患侧健耳穴，结果显示：观察组的愈显率为 76.67%，高于对照组的 50.00%，差异有统计学意义（$P < 0.05$），提示针刺健耳穴配合耳周三穴治疗耳鸣疗效优于单纯耳周三穴针刺治疗。

28.5.2　机制研究

28.5.2.1　针灸翳风穴可改善面神经功能

姜雪梅等[10]通过现代解剖发现翳风穴深部正对面神经干出茎乳孔处，提示刺激翳风穴可改善局部神经调节、淋巴循环、血管营养，从而达到改善面瘫症状的效果。于志静等[11]对面瘫患者针刺翳风穴前后进行面部电生理测定，结果显示：治疗前后肌肉的最大用力收缩力显著提高，面神经运动诱发电位较治疗前显著下降，波幅显著上升，差异均有统计学意义（$P < 0.05$），推断针灸翳风穴可有效促进损伤的面神经再生，从而恢复神经功能。

28.5.2.2　针刺翳风穴可减轻耳蜗毛细胞损伤和脑干诱发电位

张博等[12]采用电针翳风、听会防治大鼠老年性耳聋，通过检测听觉脑干诱发电位（ABR）阈值观察各组听力变化、显微镜下观察耳蜗毛细胞形态学的变化、免疫组织化学方法检测活化型半胱氨酸天冬氨酸蛋白酶 -3（cleaved Caspase-3）在耳蜗螺旋神经节细胞（SGC）中的表达以判定疗效及机制，结果表明：针刺听会和翳风两穴位可减轻大鼠耳蜗毛细胞损伤，缓解细胞的凋亡，在一定程度上可起到防治大鼠老年性耳聋的作用。彭垠婷等[13]观察电针刺激不同穴位对水杨酸钠耳鸣模型大鼠 ABR 的影响，EA 组为电针听宫、翳风两穴，AA 组为电针外关、中渚两穴，SA 组为水杨酸钠致耳鸣模型，结果显示：在 4kHz 的条件下，EA 组造模后 2～5 小时 ABR 阈值与 SA 组比较，差异均具有统计学意义（$P < 0.05$）；在 16kHz 的条件下，EA 组造模后 2 小时、4 小时、5 小时 ABR 阈值与 SA 组比较，差异均具有统计学

意义（$P<0.05$）；在 32kHz 的条件下，EA 组造模后 1～5 小时 ABR 阈值与 SA 组比较，差异均具有统计学意义（$P<0.05$）。其提示电针耳周及前肢穴位均可改善水杨酸钠耳鸣大鼠 ABR 阈值，且电针耳周穴位效果优于前肢穴位。

28.5.3 配穴研究

杨安石等[1]基于数据挖掘研究穴位注射治疗周围性面瘫的腧穴配伍，结果发现翳风 - 地仓是使用频率最高的配伍，翳风 - 地仓 - 颊车 - 太阳为一类配伍，属重点要穴。李平平等[14]运用数据挖掘技术探索面瘫急性期针刺选穴规律，统计发现面瘫急性期最优核心主穴为地仓、颊车、阳白、翳风、合谷、太冲。

宋瑶等[6]运用数据挖掘技术分析针灸治疗原发性耳鸣的配伍规律，结果显示翳风 - 听宫 - 听会是治疗耳鸣置信度最高的腧穴组合。李品能等[7]挖掘针灸治疗耳鸣的腧穴配伍规律，结果发现翳风 - 听宫、听会 - 翳风 - 耳门是使用频率最高的腧穴配伍。胡孜岩等[15]使用复杂网络方法分析针灸治疗耳鸣的腧穴配伍规律，结果显示针灸治疗耳鸣的核心腧穴为听宫、翳风、耳门、听会及百会等。

28.6 名医传承和临床案例

28.6.1 张庆萍[16]

张庆萍，教授，安徽中医药大学硕士研究生导师，安徽省名老中医，擅长运用针灸治疗神经系统疾病、脑血管疾病等疑难杂症。张庆萍治疗面瘫提倡辨经分筋，通经调筋；分期论治，详辨正邪。张庆萍认为急性期治宜祛邪辅以扶正，应切中病机，尽早施治，但宜浅刺、轻刺，寒重者宜灸，穴取浅刺风池、翳风、地仓、颊车、牵正等穴；恢复期，其善用透刺、扶正祛邪并重，针对额纹不起及上眼睑闭合无力多采用阳白穴透刺攒竹、鱼腰、丝竹空等穴以充分调理额部筋气，口角歪斜、面部板滞采用四白、颊车、颧髎穴透地仓穴；后遗症期，其巧用麦粒灸中渚、养老、曲池等穴养经调筋，通经温筋，使气血上达于面部，恢复面部经筋的功能。

28.6.2　临床案例

李某，男，46岁，2019年4月18日初诊。

主诉：口角歪斜伴左眼下睑外翻3个月。

现病史：患者于3个月前因贪凉出现口角歪斜，鼻唇沟变浅，左侧额纹消失，左目闭合不全、露睛，就诊于当地社区医院，诊断为周围性面神经炎，先后予以口服醋酸泼尼松片、甲钴胺、针灸等治疗，疗效欠佳，遗留有口角歪斜、左目闭合不全、左眼下睑外翻及流泪症状，遂就诊于安徽中医药大学国医堂针灸科。刻下症：口角歪斜，面部板滞，左眼闭合不全、下睑外翻伴流泪，迎风及纳食时症状尤甚，平素畏寒怕风，面色少华，神疲体倦，舌淡紫，苔白，脉弦细。

查体：鼻唇沟变浅，伸舌尚居中，示齿右偏，左侧蹙额、皱眉消失，鼓腮漏气，H-B分级Ⅳ级，睑结膜及球结膜未见充血、水肿。

西医诊断：周围性面神经麻痹。

中医诊断：口僻（气虚血瘀）。

治则：补气养血，活血化瘀。

选穴：阳白、地仓透刺，平补平泻合谷、水沟，温针灸牵正、足三里，麦粒灸中渚、养老、曲池。

操作：嘱患者取坐位，将左上肢肘关节屈曲成90°，手掌自然伸直，掌面朝下。将烫伤油分别涂敷左上肢中渚、养老、曲池穴，按距离心脏远近先后施灸。待每壮纺锤形艾炷（直径3～4mm，长5～6mm）将燃尽或患者自觉施灸处疼痛时，用镊子将其移走，每穴施灸15壮，共治疗约20分钟。隔日1次，每周3次，10次为1个疗程。

治疗7次后，患者症状较前改善，进食时偶有流泪出。治疗2个疗程后，患者症状明显好转，纳食时无流泪，查体：左眼闭目尚可，力量稍弱，无露睛，鼻唇沟对称，示齿口角对称，H-B分级Ⅱ级。随访6个月，未见复发。

病案解读：张庆萍治疗周围性面瘫强调辨经分筋，治疗中应明确面瘫患者邪正盛衰的关系，急性期邪气尚未入里，以浅刺、轻刺为主；恢复期邪气渐深入筋，注重透刺；后遗症期邪去正气不足，巧用麦粒灸疏经通筋、养经调筋、益气生血，使实者得散，寒者得温，虚者得之有助。

参考文献

[1] 杨安石，李国徽，田晓霞，等．基于数据挖掘研究穴位注射治疗周围性面瘫的选穴规律［J］．湖南中医杂志，2022，38（4）：26-29.

[2] 张晓敏，王丕敏．基于 CNKI 研究顽固性面瘫艾灸疗法的穴位应用规律［J］．光明中医，2021，36（11）：1843-1846.

[3] 彭瑛，周莉．针刺治疗周围性面瘫时机的临床观察［J］．时珍国医国药，2014，25（6）：1434-1435.

[4] 石景洋，李丽．周围性面瘫针刺时机的选择［J］．辽宁中医杂志．2011，38（10）：2057-2059.

[5] 李明，王玉娟，朱珊珊，等．翳风穴温针灸辅助治疗耳周疼痛型面神经炎的多中心随机对照试验［J］．中医杂志，2020，61（24）：2179-2183.

[6] 宋瑶，赵鑫，王莉莉．基于数据挖掘技术探讨针灸治疗原发性耳鸣的选穴规律及理论依据［J］．天津中医药大学学报，2022，41（6）：723-727.

[7] 李品能，吴加利，孙春梅．基于中医传承辅助平台挖掘针灸治疗耳鸣选穴规律［J］．广西中医药大学学报，2022，25（1）：73-76.

[8] 尹韬，倪金霞，朱文增．耳周三穴深刺与浅刺治疗主观性耳鸣：随机对照研究［J］．中国针灸，2015，35（10）：1015-1019.

[9] 忻美茜，包烨华，楚佳梅，等．针刺健耳穴配合耳周三穴治疗耳鸣的疗效观察［J］．浙江中医药大学学报，2018，42（7）：580-583.

[10] 姜雪梅，高彦平，黄泳．翳风穴的形态学特征及其临床意义［J］．中国针灸，2005，25（11）：33-35.

[11] 于志静，王竹梅．针灸治疗周围面瘫的神经电生理变化［J］．山东生物医学工程，2002，21（1）：38-39.

[12] 张博，胡治华．电针耳穴防治大鼠老年性耳聋的实验研究［J］．贵州医药，2018，42（6）：656-658.

[13] 彭垠婷，施建蓉，宋海燕，等．电针不同穴位对水杨酸钠耳鸣大鼠听性脑干诱发电位的影响［J］．上海针灸杂志，2016，35（3）：334-338.

[14] 李平平，周鸿飞．基于数据挖掘对周围性面瘫急性期针刺选穴规律的探究［J］．中国民族民间医药，2021，30（11）：19-23.

[15] 胡孜岩，张学成，胡强基，等．基于复杂网络分析针灸治疗耳鸣的腧穴配伍规律［J］．河北中医药学报，2022，37（4）：32-36.

[16] 王冬冬，李博，查永梅，等．张庆萍教授针灸治疗周围性面瘫临床经验撷英［J］．中国针灸，2021，41（3）：313-315.

29. 迎香

29.1 定位

鼻翼外缘中点旁，鼻唇沟中（图 29-1）。

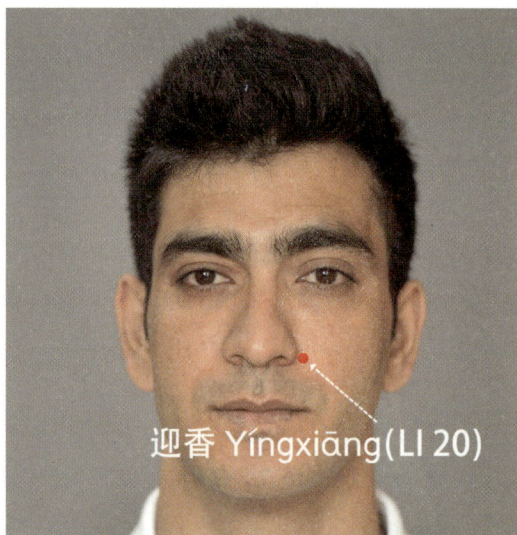

图29-1　迎香穴定位

29.2 体表解剖及取穴

29.2.1 体表解剖（图 29-2）

鼻翼：外鼻下方，鼻孔周围呈弧状隆起的部分，由皮肤、皮下软组织及软骨组成。

鼻唇沟：鼻唇沟是将面颊部及上颌分开的体表标志，为一由鼻翼外侧向口角延伸的浅沟。

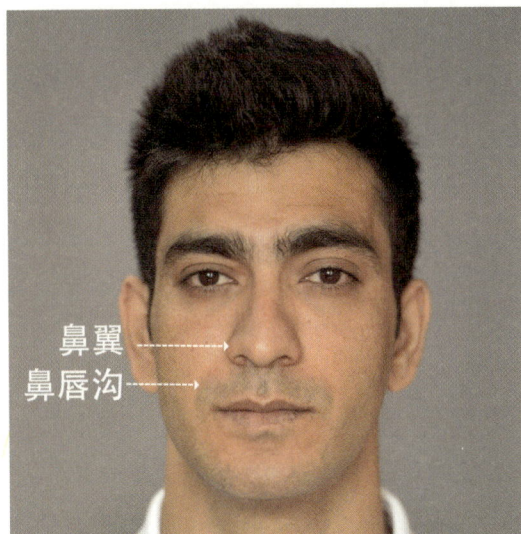

图29-2　鼻翼和鼻唇沟

29.2.2　取穴

嘱患者取正坐或仰卧位，于鼻唇沟内横平鼻翼中点外侧处取穴。

29.3　解剖关系

迎香穴处由浅及深依次为皮肤、皮下组织及提上唇肌。皮下组织内有眶下神经、面血管及眶下血管皮下支分布。

29.4　功能和主治

29.4.1　功能

疏散风热，通利鼻窍。

29.4.2　主治

主治过敏性鼻炎，兼治嗅觉障碍等疾病。

29.5 临床疗效及机制、配穴研究

29.5.1 临床疗效

29.5.1.1 迎香治疗过敏性鼻炎临床疗效确切

何天有等[1]采用迎香透鼻根、印堂透鼻根、四白透鼻根等方法治疗过敏性鼻炎，3 组透穴针尖朝向鼻根，以鼻根部及鼻腔内产生强烈的酸困重胀或流眼泪为准，所有配穴均提插捻转使局部产生麻胀感为度，实证用泻法，虚证用补法，结果治疗组总有效率（85.0%）显著高于对照组（60.0%）（$P <$ 0.05）。贾思萌等[2]采取迎香透刺内迎香治疗急性期变应性鼻炎，具体操作为针尖刺入迎香穴后从皮下斜向上透刺到同侧内迎香，以鼻部产生酸困重胀感为准，结果治疗组的主观症状和鼻内镜下症状评分（除鼻痒外）均低于对照组（$P <$ 0.05），说明迎香透刺内迎香为主治疗急性期变应性鼻炎疗效确切，可以提高患者的生活质量。王鹏等[3]运用"调神针刺法"治疗中重度过敏性鼻炎（AR）患者，治疗组在迎香、合谷、印堂、百会、太冲等穴针刺得气后施予平补平泻手法 30 秒，双侧迎香、印堂与百会分别再予电针治疗，选择疏密波，强度以患者耐受为度，留针 20 分钟，结果显示：治疗组第 2 周、第 4 周后的鼻症状总分（TNSS）、鼻炎伴随症状总分表（TNNSS）、鼻结膜炎生命质量调查问卷（RQLQ）评分较治疗前显著降低（$P <$ 0.05）；治疗组的 TNNSS 和 RQLQ 总分显著低于对照组（$P <$ 0.05）。该研究结果提示应用"调神针刺法"治疗中重度 AR，可改善患者临床症状、睡眠问题，提高生活质量。

29.5.1.2 迎香治疗嗅觉障碍疗效显著

袁国涛等[4]分析发现临床上针刺治疗嗅觉障碍所选取的穴位以迎香最为常用。王媚等[5]在西药的基础上加用双侧迎香穴位注射治疗病毒感染后嗅觉障碍，取维生素 B_{12} 注射液 1mL+2% 盐酸利多卡因注射液 0.2mL，于双侧迎香穴垂直进针，提插捻转至酸麻沉胀得气感，抽吸无回血，将药物分别缓缓注入双侧迎香穴，每侧注射药物 0.5mL，结果发现迎香穴组有效率为 60.0%，显著高于西药组的 23.3%（$P < 0.01$），说明迎香穴位注射对病毒感染后嗅觉障碍具有明确临床增效作用。李艳青等[6]采用水针迎香穴联合"促嗅汤"治疗感觉神经性嗅觉障碍，结果发现综合组有效率最高，为 63.3%，显著高于西药组的 20%（$P < 0.05$）。该研究提示迎香穴位注射联合中药用于治疗感觉神经性嗅觉障碍内外兼治，疗效肯定。

29.5.2 机制研究

29.5.2.1 刺激迎香穴可减轻鼻黏膜炎症反应

梁飞红等[7]在 AR 大鼠迎香穴和非经非穴处进行穴位注射研究其作用机制，结果发现迎香穴位注射后，AR 大鼠鼻痒、打喷嚏、流涕等症状明显缓解，鼻黏膜组胺 H_1 受体（H_1R）、组胺 H_4 受体（H_4R）蛋白和 mRNA 的表达均显著下调（$P < 0.05$），而非经非穴点注射后症状及鼻黏膜 H_1R、H_4R 蛋白和 mRNA 的表达均无明显变化，说明迎香穴位注射可下调 H_1R、H_4R 的表达，减少炎性介质组胺（HA）生物学效应的发挥，抑制或阻断炎性反应。刘洋[8]发现针刺大鼠迎香穴可明显降低大鼠鼻腔黏膜的感觉神经肽如 P 物质（SP）、降钙素相关基因肽（CGRP）的释放，减轻鼻黏膜的炎性反应（$P < 0.05$）。

29.5.2.2 电针迎香穴可促进嗅觉组织相关因子的表达

王渊等[9]研究电针迎香穴对嗅觉功能障碍大鼠胰岛素样生长因子 -1（IGF-1）的影响，结果发现电针对嗅觉功能障碍模型大鼠具有显著干预效应，其作用机制可能是通过三叉神经通路促进大鼠体内 IGF-1 的产生，以利于嗅觉系统嗅感神经元（ORN）再生，从而改善嗅觉功能障碍。杨晓航等[10]发现电针迎香穴能显著缩短嗅觉功能障碍模型大鼠寻找食物小球的时间（$P < 0.01$），显著提高模型组嗅黏膜成纤维细胞生长因子（FGF）的含量（$P < 0.05$）。

29.5.3 配穴研究

赵丽娇等[11]通过文献分析发现迎香穴是针灸治疗过敏性鼻炎中使用频次最高的穴位。临床常用穴位组合为迎香 - 印堂，迎香 - 上迎香，迎香 - 上迎香、印堂，迎香 - 肺俞，迎香 - 印堂、合谷等[12]。

29.6 名医传承和临床案例

29.6.1 田从豁 [13]

田从豁，教授，全国老中医药专家学术经验继承指导老师。田从豁在学术思想形成的过程中，继承了中国中医科学院针灸前辈朱琏教授、高凤桐教授的经验，同时又融有中南地区及北京名医家的针灸技法，加之精研中医典籍，结合自身多年的实践，遵循针灸理论和针刺方法并进之路，将调整局部病变与整体功能相结合，逐渐形成了"形神并调"的学术思想和理论体系。田从豁针灸治疗过敏性鼻炎融守神、针刺局部、全身功能调整三个环节于一体，全程重视守神安神，并强调医生与患者的日常调养。

29.6.2 临床案例

郭某，男，43 岁，2004 年 9 月 15 日初诊。

主诉： 鼻痒、鼻塞、流涕 10 年，加重 10 天。

现病史： 患者有过敏性鼻炎史 10 年，每遇冷空气易发作，求治于多家医院，未见明显效果，近 10 天来症状发作加重，故来院求治。刻下症：喷嚏频作，流水样鼻涕，阵发性鼻塞，鼻痒不适，嗅觉减退，余无不适，舌质淡红，苔薄白，脉细弱。

查体： 鼻黏膜苍白、水肿，黏膜表面光滑，鼻腔内有大量的清稀分泌物。

辅助检查： 鼻腔分泌物涂片检查示嗜酸性粒细胞阳性。

西医诊断： 过敏性鼻炎。

中医诊断： 鼻鼽（肺虚感寒）。

治法： 宣肺散寒，扶阳通窍。

选穴： 迎香（双）、上迎香（双）、印堂、四白（双）、大椎、上星、列缺（双）、尺泽（双）、合谷（双）。

操作： 患者取坐位，穴位处皮肤常规消毒。上迎香直刺快速进针 0.2～0.3 寸，迎香、四白均向内斜刺 0.3 寸，印堂向下斜刺 0.5 寸，上星向前斜刺 0.3 寸，列缺向上斜刺 0.3～0.5 寸，尺泽向上斜刺 0.5～0.8 寸，合谷直刺 0.8～1.0 寸。大椎穴用 1.5 寸毫针，向下斜刺进针，向身柱方向透刺，深度 1～1.2 寸，患者出现重胀针感后将针轻提至皮下，沿皮 80° 角斜刺 1～1.2 寸。针刺得气后，点燃艾段，置于大椎穴的针柄上，使点燃的一端朝向大椎穴，点燃端距离皮肤表面的垂直距离为 2～2.5cm，艾灸的热度要达到局部肤红、热，可连续灸 1～2 个艾段，留针 20 分钟后起针。每日 1 次，10 次为 1 个疗程，每个疗程间隔 3 天。

1 个疗程后，患者症状基本消失；2 个疗程后，患者鼻道通畅，鼻黏膜颜色正常，临床症状和体征完全消失。随访半年，未见复发。

病案解读：迎香属于手阳明大肠经止穴，为手足阳明之会，位于鼻旁，故为治疗鼻病的要穴，具有泻邪通窍之功；上迎香位于鼻旁，为经外奇穴，为穴位的近治作用；尺泽、列缺、合谷、四白可泻太阴补阳明，调畅卫气；印堂、上星位于督脉循行线上，可通督调神；大椎为诸阳之会，可振奋诸阳经经气，起到散寒解表和调节脏腑经气的作用。灸疗上应用温针灸法，意在先用针以通其路，再用灸以扶其阳。

该方案针灸并用，局部与整体兼顾，形神并调，充分展现了田从豁的诊治特色。诸穴并用使鼻窍通利，肺气宣畅，卫气固护，形神并调，起到了很好的近远期治疗效果。

参考文献

［1］ 何天有，李惠琴，赵耀东，等．透刺为主治疗过敏性鼻炎 60 例［J］．中国针灸，2006，26（2）：110-112.

［2］ 贾思萌，徐景利，田海芳，等．迎香透刺内迎香为主治疗急性期变应性鼻炎疗效观察［J］．四川中医，2020，38（6）：182-184.

［3］ 王鹏，罗辉，孙敬青，等．"调神针刺法"治疗中重度过敏性鼻炎患者 27 例疗效观察［J］．中医杂志，2013，54（24）：2117-2120.

［4］ 袁国涛，樊园园．针刺治疗嗅觉障碍选穴规律分析［J］．中医学报，2019，34（4）：897-900.

［5］ 王媚，王慈，丁毅，等．天突穴与迎香穴水针疗法治疗病毒感染后嗅觉障碍的临床增效作用比较研究［J］．中国中西医结合耳鼻咽喉科杂志，2020，28（4）：266-271.

［6］ 李艳青，顾思远，臧朝平，等．水针迎香穴联合"促嗅汤"治疗感觉神经性

嗅觉障碍的疗效研究［J］.中国中西医结合耳鼻咽喉科杂志，2019，28（1）：29-34.

［7］ 梁飞红，侯珣瑞，李丽红，等."迎香""印堂"穴位注射对变应性鼻炎大鼠鼻黏膜组胺受体 H_1、H_4 表达的影响［J］.针刺研究，2018，43（4）：231-235.

［8］ 刘洋.迎香穴针刺治疗变应性鼻炎作用机制的网络构建及临床疗效观察［D］.成都：成都中医药大学，2015.

［9］ 王渊，杨晓航，牛文民，等.电针迎香穴对嗅觉功能障碍大鼠胰岛素样生长因子 -1 的影响［J］.湖南中医药大学学报，2017，37（3）：298-300.

［10］ 杨晓航，牛文民，王渊，等.电针迎香穴对大鼠嗅觉功能和嗅黏膜成纤维生长因子的干预效应研究［J］.广西中医药大学学报，2016，19（2）：5-7.

［11］ 赵丽娇，尹靖颖，孙慧芳，等.针灸治疗变应性鼻炎的用穴规律探析［J］.浙江中医药大学学报，2017，41（7）：624-628.

［12］ 廖鹏腾.基于中医传承辅助平台的针灸治疗变应性鼻炎选穴组方规律分析［J］.针灸临床杂志，2018，34（8）：62-65.

［13］ 杨涛.田从豁"形神并调"学术思想及治疗过敏性鼻炎临床研究［D］.北京：中国中医科学院，2017.

30. 攒竹

30.1 定位

眉头凹陷中，额切迹处（图 30-1）。

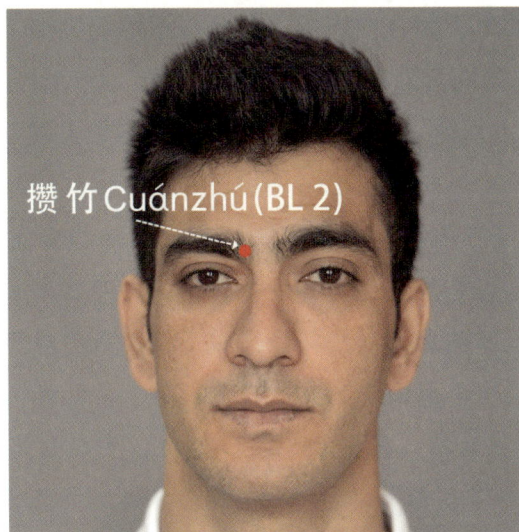

图30-1 攒竹穴定位

30.2 体表解剖及取穴

30.2.1 体表解剖（图 30-2）

眉头：眉毛内侧端。

额切迹：在眼内侧沿眼眶上缘近眉间处可以触及。

30.2.2 取穴

嘱患者取仰靠或仰卧位，在眉毛内侧端，近眉间凹陷处取穴。

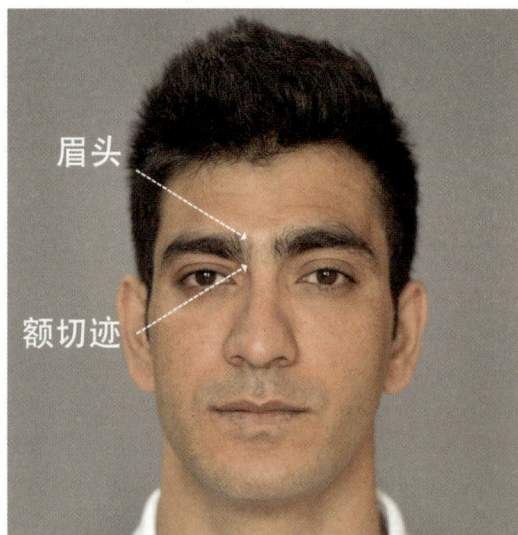

图30-2　眉头和额切迹

30.3　解剖关系

攒竹穴所在皮下组织内有眶上血管和滑车上血管皮下支、滑车上神经分布。深处有眼轮匝肌、皱眉肌及额骨。

30.4　功能和主治

30.4.1　功能

清热明目，祛风通络。

30.4.2　主治

主治干眼，兼治近视等疾病。

30.5　临床疗效及机制、配穴研究

30.5.1　临床疗效

30.5.1.1　攒竹治疗干眼疗效较佳

有研究[1-4]对针灸治疗干眼症的临床研究文献进行统计分析，探索其选穴规律，结果显示攒竹是治疗干眼症使用频率最高的腧穴。谢汶璋等[5]观察不同针刺方法对干眼症的临床疗效差异，两组取穴相同，观察组采用导气针刺法加电针治疗，电针穴取双侧瞳子髎、攒竹，结果显示：观察组总有效率为86.7%，显著高于对照组的73.3%，差异有统计学意义（$P<0.05$）。张红英等[6]观察眼周针刺联合中药熏蒸治疗干眼的临床疗效，联合组睛明、攒竹、丝竹空、瞳子髎、四白、太阳等眼周穴位联合中药熏蒸治疗干眼，结果显示：联合组的总有效率达91.67%，显著高于对照组的78.33%，差异有统计学意义（$P<0.05$）。

30.5.1.2　攒竹治疗近视有良效

有研究[7-9]总结针灸治疗近视或青少年近视的腧穴取穴规律，结果显示攒竹是治疗近视使用频率最高的腧穴之一，仅次于睛明。更有研究[10-11]总结针灸推拿等方法治疗近视或青少年近视的腧穴取穴规律，结果显示攒竹是治疗近视使用频率最高的腧穴。李兴兰等[12]比较郑氏特技针法与平补平泻针法治疗青少年近视的临床疗效差异，两组均穴取太阳、风池、攒竹、合谷、光明，观察组太阳穴操作"二龙戏珠"针法，风池穴操作"过眼热"针法，攒竹穴操作"喜鹊登梅"针法，合谷、光明穴行平补平泻针法，结果显示：治疗后两组患者裸眼视力、屈光度均明显改善（$P<0.05$），且观察组改善程度优于对照组（$P<0.05$）；观察组的总有效率为78.3%，显著高于对照组的57.8%，差异有统计学意义（$P<0.05$）。陶晓雁等[13]观察针刺配合自我按摩治疗青少年近视的临床疗效，联合组针刺攒竹、丝竹空等穴，并自我按摩睛明、攒竹、丝竹空等穴，结果显示：联合组的总有效率达100.0%，显著高于对照组的91.3%，且联合组的视力提高平均值显著高于对照组，差异均有统计学意义（$P<0.01$）。

30.5.2 机制研究

30.5.2.1 针刺攒竹可促进泪液蛋白分泌、提高泪液分泌量等改善干眼症状

赖满英[14]探讨针刺治疗干眼症的作用机制，穴取睛明、攒竹、太阳、曲池等，观察患者治疗前后泪液分泌量、泪膜破裂时间（BUT）、泪膜黏蛋白（BUC）的表达，结果显示：针刺治疗后泪液分泌量增加、BUT延长，治疗前后差异有统计学意义（$P < 0.05$），同时泪膜黏蛋白的表达量升高（$P < 0.05$），提示针刺可以促进泪膜黏蛋白的表达，提高泪膜的稳定性，明显改善干眼症状。张怡等[15]研究针刺对更年期干眼症模型去势雌兔眼表蛋白黏蛋白5AC（MUC5AC）和黏蛋白19（MUC19）的表达影响，针刺组取睛明、太阳、攒竹、丝竹空、瞳子髎等穴，结果显示：实验3周后，针刺组MUC5AC和MUC19表达水平较模型组显著升高（$P < 0.05$），与对照组比较，差异有统计学意义（$P < 0.05$）；实验6周后，针刺组黏蛋白表达水平继续升高，明显高于模型组（$P < 0.05$），且随着针刺时间的增加，泪液分泌试验、BUT、荧光染色、虎红染色指标不断得到改善，说明针刺疗法可增加泪液分泌，提高泪膜的稳定性，提高眼表黏蛋白的表达，从而改善眼表健康状况。

30.5.2.2 针刺攒竹可调节泪腺代谢

张义彪等[16]通过针刺（取睛明、攒竹、丝竹空、瞳子髎、太阳）采用1%硫酸阿托品滴眼液造模成功后第3天的兔模型来观察其泪腺微观形态学变化，光镜、电镜结果均显示：针刺后细胞活动旺盛，泪腺柱状上皮细胞扩张饱满，提示针刺可通过促进泪腺代谢及调节神经反射的敏感性以增加泪液分泌。张月梅等[17]探讨针刺对去势雄兔干眼动物模型泪液分泌及泪腺上皮细胞凋亡相关蛋白肿瘤坏死因子受体超家族成员6（Fas）、Fas配体（FasL）表达的影响，结果显示：针刺2周后针刺组泪液分泌量显著增加，与干眼组相比，差异有统计学意义（$P < 0.05$）；针刺7周后，干眼组泪腺上皮细胞Fas、FasL表达明显高于针刺组，差异具有统计学意义（$P < 0.05$），针刺组与正常组没有统计学差异（$P > 0.05$）。其提示细胞凋亡的抑

制作用降低了 Fas、FasL 的表达，而针刺能抑制去势干眼雄兔泪腺上皮细胞凋亡的发生，促进泪腺分泌泪液。

30.5.3 配穴研究

高佳等[1]通过数据挖掘分析针灸治疗干眼症的配伍规律，结果显示针刺治疗干眼症的核心腧穴组合为攒竹 - 睛明、攒竹 - 太阳。郭潇聪等[2]采用数据挖掘方法探讨针灸治疗干眼的腧穴配伍规律，结果显示攒竹→睛明、攒竹→太阳、攒竹→三阴交是关联性最强的腧穴组合。

吴琼和肖尧等[10-11]运用数据挖掘技术分析针刺治疗近视的腧穴配伍规律，结果显示攒竹 - 丝竹空是使用频率最高的腧穴配伍。阮罗旭等[18]基于数据挖掘技术探析针刺治疗青少年近视的腧穴配伍规律，结果显示治疗近视的核心处方为四白、风池、攒竹、合谷、光明、丝竹空、太阳、鱼腰及睛明。

30.6　名医传承和临床案例

30.6.1　郑魁山[19]

郑魁山，教授，其在针灸的临床、科研、教学工作中成就斐然。他一直倡导并致力于中国针灸传统针法的研究，对中国乃至世界针灸事业的发展做出了卓越的贡献。二龙戏珠法、喜鹊登梅法为其家传手法，主要用于治疗急慢性结膜炎、视网膜出血等各种眼病[20]。

30.6.2　临床案例

李某，女，63 岁，2017 年 9 月 6 日初诊。

主诉：双目干涩 2 年余，加重伴涩痛 2 周。

现病史：患者于 2 年余前开始出现双眼干涩，劳累后加重，在某医院眼科就诊后考虑为干眼症，予玻璃酸钠滴眼液外用，每天 5～6 次，刚用药时疗效尚可，后疗效逐渐变差，增加滴眼次数仍不能缓解，2 周前因带小孩起夜劳累后症状加重，伴双眼疼痛，于眼科就诊行相关检查。SIT 试验：右 5

毫米 /5 分钟，左 4 毫米 /5 分钟。BUT 试验：右 7 秒，左 6 秒。既往有神经根型颈椎病多年。刻下症：双目涩痛，遇风尤甚，频繁瞬目，颈项部胀痛强紧不适，时发左上肢外侧和小指、无名指麻木，夜寐欠安，心烦多梦，舌红，苔少，脉弦数。

西医诊断：干眼症。

中医诊断：白涩症（肝肾阴虚）。

治法：补益肝肾，疏风通络。

选穴：太阳、攒竹、风池、天柱、大杼、颈百劳、肝俞、肾俞、少海、手三里。

操作：患者先取坐位，局部皮肤常规消毒，太阳穴取 0.30mm × 40mm 针灸针，向眼部方向斜刺 15～20mm，押手在针后方重按，得气后行二龙戏珠手法，促进针感向眼内传导，守气留针；攒竹穴取 0.30mm × 25mm 针灸针，向睛明方向平刺 10～15mm，刺手中指衬垫于针柄下方，行喜鹊登梅手法，以针感传入眼内为度，守气留针。然后患者取俯卧位，暴露项部，局部皮肤常规消毒，取 0.30mm × 40mm 针灸针，常规针刺风池、天柱、大杼、颈百劳、少海、手三里，得气留针 30 分钟，其间行平补平泻手法 2次。肝俞取 0.30mm × 40mm 针灸针向脊柱方向斜刺 20～25mm，肾俞取 0.30mm × 40mm 针灸针直刺 25～30mm，得气后均采用提插补法，留针 30分钟，其间行提插补法 2 次。隔日治疗 1 次，每周 3 次，治疗 6 次为 1 个疗程，2 个疗程后观察疗效。

针刺 1 次后患者即感觉眼部有湿润感，颈项部轻松。针刺 9 次后，患者眼部干涩感明显改善，颈项部强紧感缓解，左上肢麻木感发作频率和持续时间明显改善。经过 12 次治疗后，患者眼部干涩感基本消失。SIT 试验：右 12 毫米 /5 分钟，左 11 毫米 /5 分钟。BUT 试验：右 11 秒，左 11 秒。颈项部不适感及左上肢麻木感基本消失，偶在睡眠姿势不佳的情况下出现左上肢麻木，达到干眼症显效标准，嘱患者继续注意用眼卫生，注意颈椎保养，劳逸结合。

病案解读：干眼症又称角结膜干燥症，病因较复杂，发病率逐渐升高并有年轻化的趋势，尤其是随着智能手机、计算机等电子产品的广泛使用和空调设施的普及，伴随有颈椎病的干眼症发生率明显增加。

颈项是脏腑精气上荣于目的重要通道。脏腑精气"上"注于目,"汇"于脑,"出"于颈部,可知脏腑精气是联系眼与颈项的纽带。若颈项枢机不利,脏腑精气传导不畅,"出入废则神机化灭",可导致眼部诸症出现,所以临床多见病程较长的颈椎病患者出现诸如干眼症之类的眼病。

主穴中,攒竹、天柱、大杼属于足太阳膀胱经,在攒竹所行之喜鹊登梅手法为郑魁山家传手法之一[19],施针时以推垫手法为主,押手紧按上眼眶下缘,刺手持针边捻边进针刺入,得气后,刺手拇、食两指夹持针柄或将中指垫于针下,上下起伏活动,使针柄、针体、针尖上下摆动,虚补实泻,使针下热胀感或凉麻感扩散传入眼内,留针后将针拔出,揉按针孔,部分患者针后旋即感觉眼睛湿润。风池能疏风通络,燮理枢机,是治疗眼病和颈椎病的重要穴位。太阳穴所行之二龙戏珠手法亦为郑魁山的家传手法[19],施针时押手紧按腧穴,刺手持针刺至一定深度,得气后,使针尖和押手同时向上眼睑方向连续推按、捻转,虚补实泻,使热感或凉感由上眼睑扩散传入眼球;再将针提至皮下,针尖向下眼睑方向重复施行上述针法,使热胀感或凉麻感由下眼睑扩散传入眼球。该手法综合了关闭、提插、捻转、迎随等补泻手法,由于操作时或起针后患者常有两条感应传导包围眼球,形似二龙戏珠,故而得名,其对各种眼病均有较好的疗效[19]。

参考文献

[1] 高佳,赵颖,汪伟.基于数据挖掘分析针灸治疗干眼症的取穴规律研究[J].广州中医药大学学报,2022,39(8):1852-1857.

[2] 郭潇聪,杨延婷,董小庆,等.基于数据挖掘技术探讨针灸治疗干眼临床应用规律[J].中国中医药信息杂志,2022,29(1):26-32.

[3] 邹德辉,田振志,石圆媛,等.基于数据挖掘技术探析针灸治疗干眼选穴规律[J].中国中医眼科杂志,2020,30(6):415-418.

[4] 白振军,邹德辉.针灸治疗干眼症的临床选穴规律分析[J].山西大同大学学报(自然科学版),2019,35(4):42-45.

[5] 谢汶璋,曾亮,陶颖,等.导气针刺法治疗干眼症临床疗效观察[J].中国针灸,2018,38(2):153-157.

[6] 张红英,龚文广,陈超丽.眼周针刺联合中药熏蒸治疗干眼临床观察[J].光明中医,2021,36(18):3021-3023.

［7］ 陈嘉荣，卢阳佳，黄泳，等．针灸治疗近视取穴规律文献研究［J］．中医杂志，2011，52（16）：1413-1416.

［8］ 罗艾婧，寋文渊，罗圆．针刺治疗近视的选穴规律研究［J］．中医眼耳鼻喉杂志，2020，10（1）：19-21.

［9］ 张仲凯，赫群．基于现代文献青少年近视针刺选穴规律研究［J］．中医药临床杂志，2017，29（2）：213-216.

［10］ 吴琼，周剑，韦企平，等．基于数据挖掘技术探讨针刺治疗近视的选穴规律［J］．针灸临床杂志，2021，37（10）：52-58.

［11］ 肖尧，罗琴，韩杰，等．基于数据挖掘探讨针灸推拿治疗假性近视的选穴规律研究［J］．针灸临床杂志，2022，38（4）：48-54.

［12］ 李兴兰，张花治，张婷卓，等．郑氏特技针法治疗青少年近视临床观察［J］．中国针灸，2018，38（2）：147-150.

［13］ 陶晓雁，郎松，陶源，等．针刺配合自我按摩治疗青少年近视临床观察［J］．辽宁中医杂志，2010，37（2）：336-338.

［14］ 赖满英．针刺治疗干眼症及对泪膜黏蛋白的影响（英文）［J］．World Journal of Acupuncture-Moxibustion，2011，21（4）：26-28.

［15］ 张怡，蒋姝乐，许伊勒，等．针刺对去势雌兔干眼症模型的实验研究［J］．中华中医药学刊，2017，35（6）：1552-1555.

［16］ 张义彪，高卫萍．针刺对水液缺乏型干眼兔泪液分泌及泪腺微观形态的影响［J］．南京中医药大学学报，2010，26（1）：47-49.

［17］ 张月梅，高卫萍．针刺对去势雄兔干眼模型泪液分泌及泪腺上皮细胞相关蛋白 Fas/FasL 表达的影响［J］．辽宁中医药大学学报，2012，14（8）：248-250.

［18］ 阮罗旭，周华，陈程．基于数据挖掘分析针刺治疗青少年近视选穴规律［J］．中国中医眼科杂志，2022，32（11）：856-860.

［19］ 韩德雄，施园，田鸿芳，等．基于脏腑精气"上注于目出于项"从颈论治干眼症 32 例［J］．中国针灸，2019，39（1）：91-93.

［20］ 郝晋东，郑俊江．郑魁山家传针法［J］．中医杂志，1998，39（5）：279-280

31. 耳门

31.1 定位

耳屏上切迹与下颌骨髁突之间的凹陷中（图 31-1 ）。

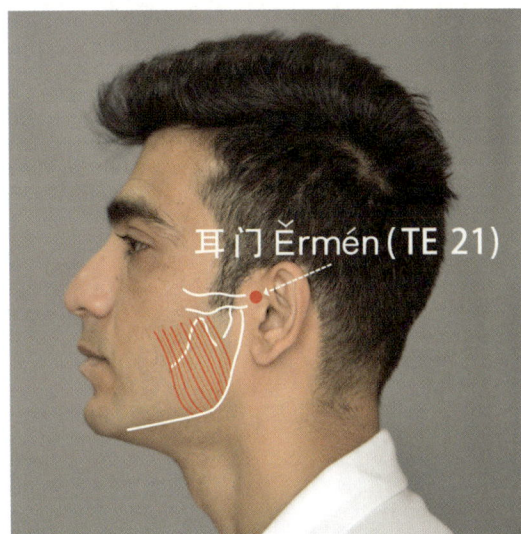

图31-1 耳门穴定位

31.2 体表解剖及取穴

31.2.1 体表解剖（图 31-2）

耳屏上切迹：耳屏与耳轮之间的凹陷处。

下颌骨髁突：见听宫穴。

31.2.2 取穴

嘱患者取侧坐位，手指置于耳屏上切迹与下颌骨髁突后缘之间的凹陷处，张口时此凹陷更明显，按压有酸胀感，即为耳门穴。

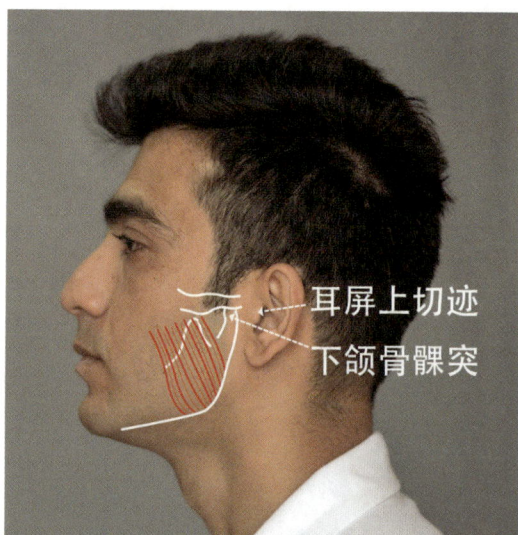

图31-2 耳屏上切迹和下颌骨髁突

31.3　解剖关系

耳门穴所在层次为皮肤、皮下组织、腮腺。皮肤和皮下组织内有三叉神经下颌支发出的耳颞神经分布，皮下组织内还有颞浅动、静脉耳前支经过，深处的腮腺实质内有面神经分支，颞浅动、静脉等结构穿行。

31.4　功能和主治

31.4.1　功能

开窍聪耳，泻热活络。

31.4.2　主治

主治耳鸣、耳聋。

31.5 临床疗效及机制、配穴研究

31.5.1 临床疗效

31.5.1.1 耳门穴治疗耳鸣临床疗效显著

耳门穴是治疗耳病的要穴。蔺耐荣等[1]经检索古籍发现耳门是治疗耳鸣病症选用频率最高的腧穴。李品能[2]基于中医传承辅助平台分析治疗神经性耳鸣的针灸处方规律，结果显示频次最高前五位的穴位依次为听宫、翳风、听会、耳门、中渚。王飞宇[3]观察电针耳门、听会穴治疗神经性耳鸣的临床疗效，结果显示：电针组的总有效率达86%，显著高于对照组的64%（$P < 0.05$）。尹韬等[4]深刺耳周三穴（耳门、听宫和听会，深度15～20mm）治疗耳鸣的临床疗效，结果显示：深刺组的总有效率明显高于对照组（$P < 0.05$），患者耳鸣残疾评估量表（THI）评分、耳鸣程度分级、耳鸣声响程度VAS评分等显著低于对照组（$P < 0.05$）。

31.5.1.2 耳门穴治疗耳聋等效果明显

温燕婷和孟言等[5-6]的研究结果表明：针刺治疗突发性耳聋（以下简称突聋）腧穴配伍均重视局部取穴，听会、听宫、耳门、翳风为治疗突聋的主穴。宋红梅等[7]比较深刺、浅刺耳周三穴（听宫、听会、耳门）及中药治疗突聋的临床疗效，结果显示：深刺耳周三穴能显著改善突聋症状（$P < 0.05$），深刺组和中药组在改善耳鸣方面要优于普通针刺组（$P < 0.05$）。邱玲等[8]观察电针配合西医综合疗法治疗突聋不同频率听力损害的临床疗效，取耳周四穴（听宫、听会、耳门、翳风）为主，结果显示：电针配合西医综合疗法对中、低频听力损害有效，在中频听力损害方面的疗效优于西医综合疗法（$P < 0.05$）。王立存等[9]观察调神复聪针法治疗桥小脑区梗死致感音神经性耳聋的临床疗效，穴取后耳门、后听宫、后听会（此三穴在其传统腧穴位置稍靠后方约1mm）为主，结果显示深刺可显著提高听力水平，其总有效率为88.89%，显著高于对照组的65.38%（$P < 0.05$）。

31.5.2　机制研究

耳门穴治疗耳鸣耳聋与改善耳部血液流变学有关

房雪等[10]发现耳周腧穴通电后可刺激耳部肌肉有节律地收缩，耳部血液循环加快，为耳神经的康复提供物质基础，促进听神经纤维的再生。付平等[11]研究发现针刺翳风、耳门、中渚穴可以降低 ABR 阈值，缓解庆大霉素对听力的损害程度，可不同程度地改善听力。周淑娟[12]通过观察针刺耳门、听宫、中渚、翳风穴及听会（患侧）为主穴对突聋患者血液流变学的影响，发现针刺可以改善血液流变学指标水平，降低血液黏稠度，有效增加耳部血供，缓解听力损伤，提高治疗效果。

31.5.3　配穴研究

米健国等[13]对治疗神经性耳鸣的穴位处方及主穴进行频数分析，结果显示穴位关联度排前三组者依次是翳风、耳门、听宫、听会，翳风、听会、耳门、听宫，耳门、听宫、听会。林育珊等[14]通过文献研究探索治疗耳鸣腧穴配伍规律，结果显示关联性最强的三主穴组合、四主穴组合、五主穴组合都有耳门穴。

31.6　名医传承和临床案例

31.6.1　魏福良[15]

魏福良，主任医师，博士研究生导师，第三、第四、第五批全国老中医药专家学术经验继承工作指导老师，安徽省名中医。魏福良擅长治疗伤科和神经系统疾病，尤其在辨治耳鸣耳聋方面经验丰富，选穴独特且严谨。魏福良认为耳鸣耳聋针灸治疗应遵循中医整体观念、辨证施治，临床治疗主张从肾入手、从虚论治，腧穴选择重视经络腧穴的作用特点，循经取穴与辨证取穴相结合。

31.6.2　临床案例

谌某，男，55 岁，2016 年 10 月 9 日初诊。

主诉：双耳耳鸣 1 年余，加重 8 天。

现病史：患者诉近 1 年多来双耳耳鸣和耳内胀闷频繁发生，曾至当地西医院就诊，诊断为神经性耳鸣，给予药物治疗，具体不详，未见明显好转。8 天前患者症状加重，特来医院求诊。刻下症：双耳耳鸣，耳内胀闷，头昏，伴有胸闷，纳呆，痰多，二便可，舌胖，有齿痕，苔厚腻，脉弦滑。

辅助检查：听神经检查示部分听神经改变。

西医诊断：神经性耳鸣。

中医诊断：耳鸣（痰浊上壅，清窍闭阻）。

治法：豁痰降浊，通窍止鸣。

选穴：风池（双）、耳门（双）、听会（双）、翳风（双）、外关（双）、丰隆（双）、足三里（双）。

操作：上述诸穴针用泻法，每日 1 次，10 次为 1 个疗程。治疗 3 次后，患者诉耳鸣有所改善，胸闷、纳呆、痰多症状有所减轻；继续治疗 1 个疗程后，耳鸣明显减轻，兼症基本消除。

病案解读：魏福良认为该患者辨证属痰浊上壅，清窍闭阻，故需从痰论治。"痰生百病"，痰郁化热，痰热郁结，循经上壅，耳窍被蒙，耳鸣不休，故治以豁痰降浊、通窍止鸣。穴选耳门、翳风、听会少阳经穴通调耳窍气血，配风池、外关疏通少阳经气，配丰隆、足三里健脾化痰，是为标本同治。

参考文献

［1］蔺耐荣，杨安石，李国徽．耳门、听宫、听会穴治疗耳鸣病症的古代文献研究［J］．中国民族民间医药，2022，31（1）：17-20.

［2］李品能．基于中医传承辅助平台的针灸治疗神经性耳鸣选穴规律分析［J］．中医临床研究，2020，12（23）：5-7.

［3］王飞宇．电针耳门和听会穴治疗神经性耳鸣临床观察［J］．中国中医药现代远程教育，2020，18（4）：90.

［4］尹韬，倪金霞，朱文增．耳周三穴深刺与浅刺治疗主观性耳鸣：随机对照研究［J］．中国针灸，2015，35（10）：1015-1019.

［5］温燕婷,陈劼．基于数据挖掘分析近 20 年针刺治疗突发性耳聋的选穴规律[J]．广州中医药大学学报，2021，38（10）：2192-2196.

［6］ 孟言，白鹏，王新茹，等.基于数据挖掘技术探讨针刺治疗突发性耳聋的取穴规律［J］.中国医药导报，2021，18（4）：131-134.

［7］ 宋红梅，徐芳，陈燕，等.深刺少阳经腧穴结合中药对难治性突发性聋患者THI、PSQI评分的影响［J］.四川中医，2020，38（7）：198-201.

［8］ Qiu L，Zheng X，Xie F，et al. Clinical observation on the different frequency hearing damages in sudden deafness treated by electroacupuncture combined with Western medicine comprehensive therapy［J］. World Journal of Acupuncture-Moxibustion，2012，22（2）：22-27.

［9］ 王立存，林翠茹，郑兆晔，等.调神复聪针法治疗桥小脑区梗死致感音神经性耳聋［J］.吉林中医药，2018，38（6）：710-712.

［10］ 房雪，苏布衣，李苗苗，等.耳门、听会穴深刺配合电针治疗肝胆火盛型耳鸣的临床疗效观察［J］.浙江中医药大学学报，2017，41（6）：542-544.

［11］ 付平，滕秀英，徐敏，等.针刺三焦经腧穴对庆大霉素中毒性听力损害的影响［J］.中医药信息，2004，21（4）：52-53.

［12］ 周淑娟.中医针刺对突发性耳聋患者血液流变学的影响［J］.实用中西医结合临床，2020，20（13）：55-56.

［13］ 米健国，王钰婷.针灸治疗神经性耳鸣的取穴规律分析［J］.中医药导报，2021，27（1）：167-170.

［14］ 林育珊，卢标清.现代文献中针灸治疗耳鸣的选穴规律研究［J］.上海中医药杂志，2020，54（12）：21-27.

［15］ 李嫣然，魏福良.魏福良针灸治疗耳鸣耳聋选穴经验初探［J］.中医药临床杂志，2018，30（10）：1808-1810.

32. 四神聪

32.1 定位

百会前后左右各旁开 1 寸，共 4 穴（图 32-1）。

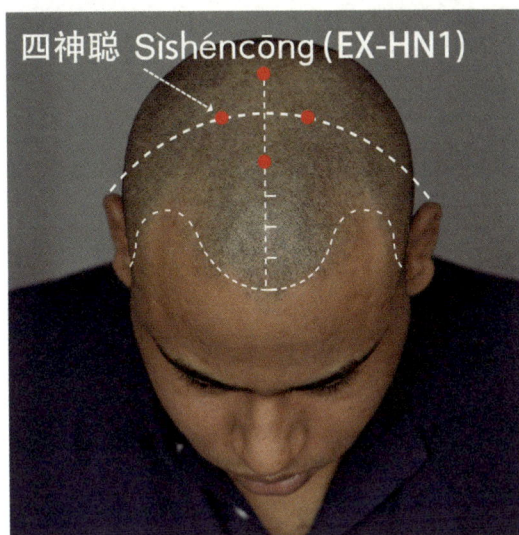

图32-1 四神聪穴定位

32.2 体表解剖及取穴

32.2.1 体表解剖（图 32-2）

详见百会穴。

32.2.2 取穴

嘱患者取正坐或仰卧位，将双耳向前折叠，取两耳尖直上连线与头顶前正中线交叉点即为百会，再从百会穴向前、后、左、右方向各量一横指处，即为四神聪穴所在。

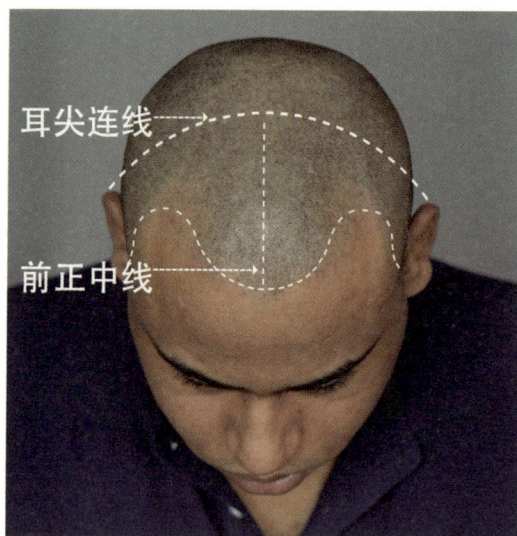

图32-2　耳尖连线和头顶前正中线

32.3　解剖关系

　　四神聪穴处为头皮的五层解剖结构，即皮肤、皮下浅筋膜、帽状腱膜层（枕额肌之间的腱膜）、疏松结缔组织层（腱膜下层）、颅骨骨膜。四神聪穴位于颅顶，此部位的血管神经主要分布于皮下浅筋膜内，前部布有眶上动、静脉和眶上神经，后部布有枕动、静脉和枕大神经，两侧布有颞浅动、静脉顶支和耳颞神经。各血管在皮下组织内吻合成血管网。

32.4　功能和主治

32.4.1　功能

　　调和阴阳，安神益智，醒脑开窍。

32.4.2　主治

　　主治认知障碍，兼治失眠等疾病。

32.5 临床疗效及机制、配穴研究

32.5.1 临床疗效

32.5.1.1 电针四神聪治疗认知障碍症效果较佳

四神聪是治疗认知障碍使用频率最高穴位之一[1]。宋晶[2]研究电针四神聪对改善脑梗死患者睡眠结构和认知功能的影响，发现电针组在视空间与执行能力、抽象能力、定向力、延迟回忆、注意力与计算力等方面均优于针刺组，差异有统计学意义（$P<0.05$），表明电针四神聪治疗认知障碍效果显著优于普通针刺。刘岳[3]电针四神聪穴联合灸法治疗中风后认知障碍的疗效，结果显示：电针四神聪组在定向力、记忆力、注意力、计算力、回忆能力、语言能力的评分上均显著高于对照组（$P<0.05$），MoCA、BI 评分提高幅度显著高于对照组（$P<0.05$），表明电针四神聪联合灸法治疗认知障碍疗效更显著。

32.5.1.2 四神聪长留针治疗失眠临床疗效明显

蒋海琳等[4]统计 15 部现代较有影响力的针灸教材中主治失眠的"同功穴"，结果显示：四神聪在 15 部所选针灸教材中均有出现，为治疗失眠"同功穴"中的一级选穴。丁德光等[5]选择四神聪为主穴进行长时间留针治疗失眠，与口服舒乐安定组进行对比研究，结果显示：治疗组显效率为 78.13%，对照组显效率为 70.83%，差异无统计学意义（$P>0.05$），推断四神聪长时间留针治疗失眠的疗效与舒乐安定的疗效无显著性差异，表明四神聪长时间留针治疗失眠疗效确切且无毒副作用。赵琦等[6]选择四神聪深刺长留针法对调控血压及睡眠时间的增效作用进行临床观察，发现观察组在降压、延长实际睡眠时间、改善整体睡眠情况方面明显优于对照组（$P<0.05$）。

32.5.2 机制研究

32.5.2.1 针刺四神聪调控信号通路保护脑组织

陈英华等[7]研究针刺四神聪对血管性痴呆（VD）大鼠第 10 号染色体

缺失的磷酸酶及张力蛋白同源的基因（PTEN）/磷脂酰肌醇 -3 激酶（PI3K）/ 蛋白激酶 B（Akt）信号通路的影响，结果显示：电针组大鼠在治疗第 14 天和第 21 天时点 PTEN mRNA 降低比手针组更为显著（$P < 0.05$），在治疗第 7 天、14 天和 21 天各时点 Akt mRNA 升高更为显著（$P < 0.05$），表明电针四神聪能够调控 PTEN/PI3K/Akt 信号通路相关因子，减轻 VD 大鼠海马区的炎症反应，改善认知障碍的病变程度。陈英华等[8]另对 VD 大鼠应用针刺风池、四神聪干预治疗，观察不同时间点大鼠海马区 Bcl-2、Bax 阳性细胞表达数量的变化，结果显示：VD 大鼠海马区抗凋亡蛋白 Bcl-2 表达增加，促凋亡蛋白 Bax 表达减少（$P < 0.05$），表明针刺四神聪能调控 Bcl-2/Bax 凋亡细胞通路，对脑组织起到保护作用。

32.5.2.2　针刺四神聪治疗失眠与诱导氨基酸类神经递质合成与释放有关

贾莹梅[9]观察针刺四神聪对失眠患者谷氨酸、γ- 氨基丁酸（GABA）等血清氨基酸类神经递质及睡眠时间、睡眠质量、匹兹堡睡眠质量指数（PSQI）功能评分水平变化，结果显示：实验组患者治疗后 PSQI 功能评分显著低于对照组（$P < 0.05$），入睡时间明显短于对照组（$P < 0.05$），血清谷氨酸、GABA 显著高于对照组（$P < 0.05$），睡眠时间较长于对照组（$P < 0.05$），表明针刺四神聪改善睡眠与诱导氨基酸类神经递质合成与释放有关。顾媛等[10]研究连续长时程睡眠剥夺对大鼠行为、记忆和海马区递质的影响及四神聪电针的预防作用机制，结果显示：电针四神聪具有预防长时程睡眠剥夺对大鼠行为记忆损害的作用，其机制可能与电针四神聪提高大鼠海马区 GABA 及降低 5-HT 有关。

32.5.3　配穴研究

余盼等[11]的研究表明，四神聪是治疗血管性认知障碍使用频率最高的穴位之一。徐家淳等[12]基于关联规则研究针刺治疗血管性痴呆的穴位配伍规律，结果显示置信度最高的配穴组合为四神聪 - 丰隆 - 三阴交。苏凯奇等[1]基于古今医案云平台分析针刺治疗中风后认知障碍的选穴规律，结果显示百会 - 四神聪配伍是针刺治疗中风后认知障碍使用频率最高的穴对之一。四神聪也是治疗原发性失眠的核心腧穴之一[13]。

32.6 名医传承和临床案例

32.6.1 王富春[14]

王富春，教授，主任医师，博士研究生导师，中国针灸学会常务理事。王富春针对失眠创立了"镇静安神针法"。该针法是以中医整体观念和辨证论治为核心，针对失眠阳不入阴、神不守舍是主因，气机逆乱、营卫失和是次因，精髓不足、脑失所养是辅因的致病特点，率先提出因精、因气、因神的"三因"新理论。其取穴以四神聪镇静调气安神，神门宁心定志安神，三阴交养阴益精安神，以达阴阳协调、三因和合之功[15]。

32.6.2 临床案例

谢某，女，45 岁，2008 年 12 月 18 日初诊。

主诉： 失眠 2 个月。

现病史： 患者于 2 个月前与人争吵后出现失眠，曾自服龙胆泻肝丸，但收效甚微，故前来医院求诊。刻下症：失眠，伴有头晕胀痛，目赤耳鸣，胁痛口苦，烦躁不安，每因情绪波动更甚，小便短赤，大便秘结，舌苔薄黄，脉弦数。

查体： 神清语明，面红声高，形体略胖，行动自如。

西医诊断： 失眠。

中医诊断： 不寐（肝郁化火）。

治法： 疏肝泻火，镇静安神。

选穴： 四神聪、神门、三阴交、行间、太冲。

操作： 四神聪平刺 0.5 寸（针尖逆督脉循行方向），神门直刺 0.3 寸，三阴交直刺 0.5 寸，行间直刺 0.3～0.5 寸，太冲斜刺 0.5～1 寸，用平补平泻法，每次留针 30 分钟，治疗时间以每日 14—15 时为宜，每日 1 次，10 次为 1 个疗程。

治疗 5 次后，患者睡眠质量明显好转；治疗 2 个疗程后，患者痊愈。

病案解读： 在中医整体观念的指导下，王富春围绕阴阳和精、气、神理论等，经过不断的临床实践与筛选优化，首次提出了针灸治疗失眠的精、气、神"三才"配穴方法，创立了"镇静安神针法"。四神聪、神门和三阴交是"镇静安神针法"的基本组方穴位。四神聪是经外奇穴，在上应天主气，针刺四神聪穴能调整阴阳，引阳入阴；神门是心经的原穴，在中应人主神，针刺神门能补益心气，安神定志；三阴交是肝、脾和肾三经交会之所，在下应地主精，刺之可滋养阴血，补益肝肾。以上腧穴配伍，可使机体恢复阴平阳秘的生理状态，从而治疗失眠[14]。

参考文献

［1］ 苏凯奇，高静，李洁莹，等.基于古今医案云平台分析针刺治疗中风后认知障碍选穴规律［J］.中国针灸，2022，42（1）：99-103.

［2］ 宋晶.电针四神聪改善脑梗死患者睡眠结构、认知功能的临床研究及机制探讨［D］.哈尔滨：黑龙江中医药大学，2018.

［3］ 刘岳.电针四神聪穴配合灸法治疗中风后认知障碍技术整理研究［J］.世界最新医学信息文摘，2019，19（4）：256-257.

［4］ 蒋海琳，王富春.失眠"同功穴"分析［J］.吉林中医药，2015，35（1）：1-5.

［5］ 丁德光，罗惠平，焦扬.长时间留针治疗失眠的临床研究［J］.针灸临床杂志，2008，24（3）：10-11.

［6］ 赵琦，华萍，范晶，等.百会、四神聪深刺长留针法对调控血压及睡眠时间的增效作用的临床观察［J］.天津中医药，2021，38（1）：65-70.

［7］ 陈英华，王浩宇，孙玮，等.针刺四神聪、风池穴对血管性痴呆模型大鼠病理形态学及 PTEN、Akt 表达的影响［J］.针灸临床杂志，2021，37（4）：60-65.

［8］ 陈英华，郝志平.针刺四神聪、风池穴对血管性痴呆大鼠海马区 Bcl-2、bax 表达影响［J］.辽宁中医药大学学报，2019，21（1）：24-26.

［9］ 贾莹梅.针刺四神聪、百会穴对失眠患者血清氨基酸类神经递质影响研究［J］.中国医药导刊，2016，18（6）：567-568，571.

［10］ 顾媛，李志铃，汪燕玲，等.长时程睡眠剥夺对大鼠行为记忆和海马区递质的影响及四神聪电针的预防作用［J］.中山大学学报（医学版），2018，39（1）：54-60.

［11］ 余盼，唐纯志.基于数据挖掘技术分析针灸治疗血管性认知障碍的选穴规律［J］.广州中医药大学学报，2021，38（12）：2694-2700.

［12］ 徐家淳，于臻，李强，等.基于关联规则的针刺治疗血管性痴呆的穴位配伍规律［J］.中国老年学杂志，2019，39（9）：2156-2159.

［13］ 郝峰，王丰，王晓雨，等.针刺治疗失眠选穴规律研究［J］.针灸临床杂志，2020，36（3）：50-54.

［14］ 韩东岳,周丹,蒋海琳,等.王富春教授治疗失眠经验［J］.中华针灸电子杂志，2014，3（3）：5-7.

［15］ 蒋海琳，李铁，王富春.王富春针灸学术思想述要［J］.中华中医药杂志，2019，34（7）：3047-3049.

33. 天柱

33.1 定位

横平第 2 颈椎棘突上际，斜方肌外缘凹陷中（图 33-1）。

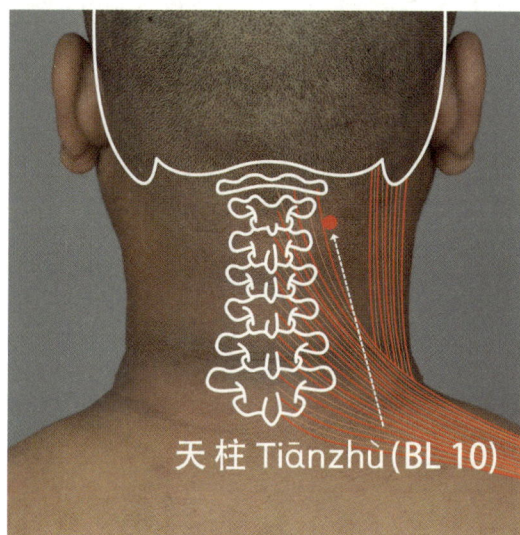

图33-1 天柱穴定位

33.2 体表解剖及取穴

33.2.1 体表解剖（图 33-2）

第 2 颈椎棘突：第 2 颈椎又称枢椎，枢椎椎弓正中向后的凸起为其棘突，第 2 颈椎棘突位于枕外隆凸（见百会穴）的正下方，因第 1 颈椎寰椎没有棘突，低头时由枕外隆凸沿正中线向下触摸到的第一个骨性凸起即为第 2 颈椎棘突。

斜方肌：详见风池穴。斜方肌上部在颈后部正中线两侧形成两明显纵向肌性隆起，其外侧缘可在肌性隆起外侧扪及。

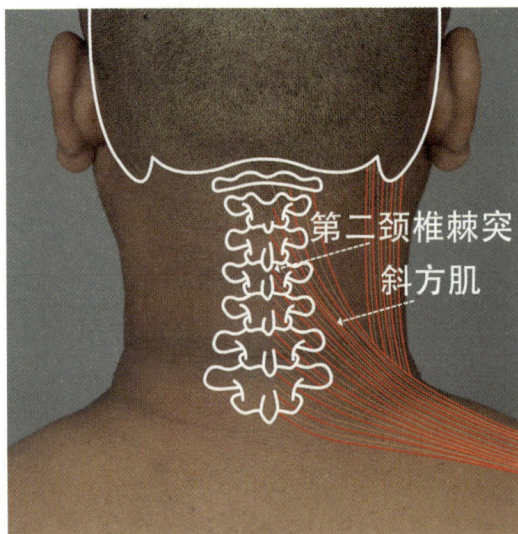

图33-2　第2颈椎棘突和斜方肌

33.2.2　取穴

嘱患者取正坐位，头稍低，于头后枕外隆凸循正中线向下扪及第 2 颈椎棘突上缘，水平向外约 2cm，于斜方肌外缘凹陷处取穴。

33.3　解剖关系

天柱穴处层次为皮肤、皮下浅筋膜、深筋膜、斜方肌起始部外侧、头夹肌、头半脊肌。该穴位皮下有第 3 颈神经皮支第 3 枕神经分布，深处有枕动脉及其分支、枕静脉及其属支；稍上方深处有第 2 颈神经后支枕大神经经过。

33.4　功能和主治

33.4.1　功能

息风宁神，舒筋通络。

33.4.2 主治

主治颈性眩晕，兼治腰椎间盘突出症等疾病。

33.5 临床疗效及机制、配穴研究

33.5.1 临床疗效

33.5.1.1 天柱穴治疗颈性眩晕临床疗效显著

天柱穴在治疗眩晕方面历来被医家所重视。袁琳娜[1]通过对清代以前天柱穴临床数据统计发现，天柱穴在治疗眩晕等神系统疾病方面有优势。李昕和苗冬等[2-3]应用天柱为主穴治疗颈性眩晕，两个研究的治疗组总有效率分别为 96.9% 和 97.14%，显著高于对照组的 67.7% 和 82.86%（$P<0.05$）。邹勇等[4]应用丹参液穴位注射天柱穴治疗颈性眩晕，治疗组总有效率 95.00%，显著高于对照组的 66.67%（$P<0.05$）。

33.5.1.2 天柱穴治疗腰椎间盘突出症效果明显

针刺天柱穴能进一步减轻血瘀型腰椎间盘突出症患者的腰腿痛症状，改善其功能，提高疗效。王东等[5]观察以天柱穴为主穴针刺配合推拿治疗血瘀型腰椎间盘突出症的临床疗效，结果显示：观察组的总有效率为 94.34%，显著优于对照组的 81.82%（$P<0.05$）；观察组的下腰痛日本骨科协会（JOA）评分改善优良率为 90.57%，显著高于对照组的 76.36%（$P<0.05$）。谢敏[6]观察针刺天柱穴对血瘀型腰椎间盘突出症疼痛的疗效，结果显示：研究组中医证候评分低于对照组，差异存在统计学意义（$P<0.05$）；研究组治疗后 VAS 评分、Barthel 指数均低于对照组，差异存在统计学意义（$P<0.05$）。

33.5.2 机制研究

33.5.2.1 天柱穴治疗颈性眩晕与改善椎 – 基底动脉血供血有关

朱国祥等[7]以天柱穴为主穴治疗颈性眩晕，采用多普勒超声检查

椎 - 基底动脉血液流速，结果显示：治疗前后左椎动脉（LVA）、右椎动脉（RVA）及基底动脉（BA）的平均血流速度较治疗前均显著上升（$P < 0.01$，$P < 0.05$），且在针刺天柱穴的基础上增加傍针刺组改善椎 - 基底动脉供血状况明显优于对照组，差异存在统计学意义（$P < 0.05$）。王歆婷等[8]通过针刺项三穴（风池、天柱、天牖）治疗颈性眩晕，采用多普勒超声诊断仪观察治疗前后 BA、LVA、RVA 的平均血流速度（Vm），发现针刺项三穴可显著改善椎 - 基底动脉血流速度及眩晕相关症状，且其作用及整体疗效均优于西药组及常规组（$P < 0.05$）。

33.5.2.2　天柱穴治疗腰椎间盘突出症可能与降低炎症因子有关

路华杰等[9]通过针刺天柱穴配合推拿治疗血瘀型腰椎间盘突出症，观察患者 SP 水平变化情况，发现治疗组 SP 水平降低情况显著优于对照组，差异具有统计学意义（$P < 0.05$）。其表明 SP 可以引起局部血管扩张，促进组织液外渗、平滑肌收缩及腺体大量分泌，从而刺激各种炎症介质的聚集和释放，导致形成神经源性的炎症，天柱穴治疗腰椎间盘突出症可能与降低 SP 水平，从而减少炎症因子有关。

33.5.3　配穴研究

王力冰[10]通过文献数据挖掘发现，天柱穴在穴位配伍上以风池穴为主治疗运动系统和神经系统等病症。天柱穴多与颈部穴位配伍，临床上形成了"项三穴"（风池、天柱、天牖）治疗眩晕症的固定配伍组合[11]。"项七针"为全国名中医单秋华教授在针灸临床治疗中总结出来的一组诊疗经验组方，选穴包括风府及双侧风池、天柱、完骨穴[12]。风池、天柱、完骨等为石学敏教授醒脑开窍针法体系中的经典配穴[13]。

33.6　名医传承和临床案例

33.6.1　王毅刚[14]

王毅刚，重庆市名中医，重庆市针灸学术带头人，第四、第五、第六批全国老中医药专家学术经验继承工作指导老师，国家首批中医药传承博士后合作导师。王毅刚在临床上主张针灸疗法与中医药辨证并重，中西汇通，提倡经络神经一体论，创建针刺"行气四法"和"动留针术"。王毅刚独取足太阳膀胱经天柱穴治疗腰椎间盘突出症，效果良好。

33.6.2 临床案例

张某，男，22 岁，学生，2012 年 10 月 16 日初诊。

主诉：突发腰痛 1 小时。

现病史：患者诉上体育课时因闪挫突感右侧腰痛，屈伸、转侧不利，不敢咳嗽或深呼吸，呈一手叉腰、腰略为右侧屈曲的姿势，余无不适。

查体：右侧第 3～5 腰椎旁压痛明显，腰肌紧张，直腿抬高试验（－）。

西医诊断：急性腰扭挫伤。

中医诊断：岔气症（气机阻滞）。

治法：消散凝滞。

选穴：天柱（双）。

操作：取 1.5 寸毫针针刺双侧天柱穴，直刺 1～1.5 寸，强刺激，以患者能忍受为度，得气后留针 20 分钟，间歇行较大幅度捻转 4～5 次，每次捻针 7～8 秒，保持刺激强度。其间叮嘱患者充分放松身体，引导患者主动做腰部前屈、后伸、侧屈、侧弯，以及腰部缓慢回旋转侧运动。10 分钟后叮嘱其站立位，做腰部旋转屈伸至腰部活动受限位置即停留数秒，同时做深呼吸，下意识地咳嗽，震动腰部岔气部位，努力超过原有活动范围。

出针后，患者感腰部疼痛明显减轻，可直立腰部，腰部活动范围正常。

病案解读：患者因闪挫致急性腰扭伤，腰部气机阻滞。足太阳经膀胱经"是主筋所生病者"。针刺天柱穴得气后，可带动躯体两侧经气升降运行，气动而生阳，凝滞开发而经络通。针刺期间，嘱患者活动腰部并配合呼吸、咳嗽等运动以助气行，经脉气血贵在流通，气动则能消散凝滞之气，故见奇效。

参考文献

［1］ 袁琳娜．清代以前天柱穴临床应用规律研究［D］．济南：山东中医药大学，2012.

［2］ 李昕．针刺治疗颈性眩晕 65 例临床效果分析［J］．中外医疗，2015，34（35）：159-160.

［3］ 苗冬．针刺风池、完骨、天柱、颈部夹脊穴治疗颈性眩晕 35 例疗效临床观察［J］．内蒙古中医药，2016，10（13）：135.

［4］ 邹勇，金亚明，袁成业，等．风池、天柱穴位注射丹参液治疗颈性眩晕 40 例［J］．针灸临床杂志，2007，23（3）：34-35.

［5］ 王东，杨爱国．针刺天柱穴对血瘀型腰椎间盘突出症疼痛的疗效［J］．中国康复理论与实践，2016，22（7）：830-833.

［6］ 谢敏．针刺天柱穴对血瘀型腰椎间盘突出症疼痛的疗效［J］．中国医药指南，2018，6（16）：209-210.

［7］ 朱国祥，岳红，陈华德．傍刺天柱穴为主治疗颈性眩晕疗效观察［J］．中国针灸，2003，23（11）：665-667.

［8］ 王歆婷，郑士立，潘胜莲，等．针刺项三穴治疗颈性眩晕 30 例临床观察［J］．浙江中医杂志，2017，52（2）：136-137.

［9］ 路华杰，黄海，杨爱国．针刺天柱穴配合推拿治疗血瘀型腰椎间盘突出症临床研究［J］．河南中医，2016，36（10）：1838-1839.

［10］ 王力冰．天柱穴的现代临床应用研究［D］．济南：山东中医药大学，2017.

［11］ 肖卫．脊柱微调手法联合针刺项三穴治疗颈性眩晕的临床效果［J］．临床医学研究与实践，2019，4（7）：110-111.

［12］ 侯志会，王琦，贾红玲．项七针疗法的临床研究现状［J］．针灸临床杂志，2016，32（6）：81-84.

［13］ 吴建华，柏中华．针刺风池、完骨、天柱穴为主治疗颈性眩晕 68 例［J］．中国社区医师（医学专业），2012，14（15）：233.

［14］ 李梦，苟春雁．王毅刚主任医师"动留针术"刺天柱治疗腰胁岔气症经验［J］．中国中医急症，2013，22（7）：1165-1166.

34. 听宫

34.1 定位

耳屏正中与下颌骨髁突之间的凹陷中（图 34-1）。

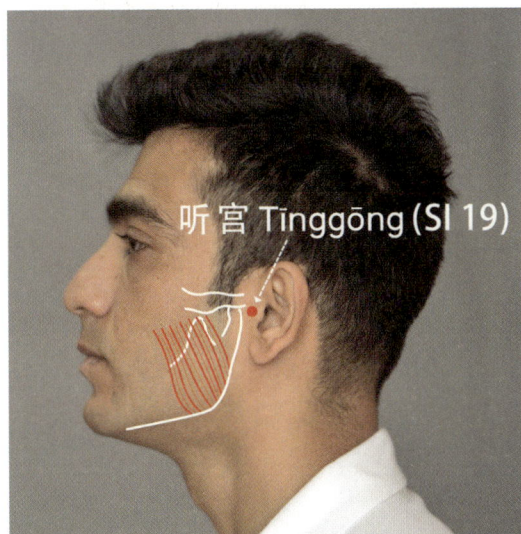

图34-1 听宫穴定位

34.2 体表解剖及取穴

34.2.1 体表解剖（图 34-2）

耳屏：指外耳门前面的凸起，由软骨和皮肤构成，能遮住外耳门。

下颌骨髁突：下颌骨的下颌支末端有两个凸起，位于后方者称为髁突。其由上端膨大的下颌头和头下方的下颌颈组成。在耳屏前，颧弓后端下方处，可扪及髁突随张闭口而向前后滑动。

34.2.2 取穴

嘱患者取正坐或仰卧、仰靠位，耳屏正中前方与髁突之间，张口时的凹陷处即为听宫穴。

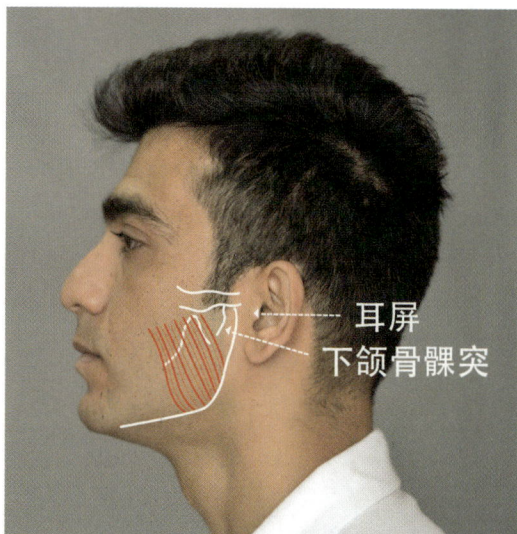

图34-2 耳屏和下颌骨髁突

34.3 解剖关系

听宫穴处皮肤较薄，移动性较大。皮下组织内有三叉神经第 3 支下颌神经发出的皮支耳颞神经、颞浅血管的皮下支分布。深处有外耳道软骨和颞浅动、静脉主干部。

34.4 功能和主治

34.4.1 功能

调畅气机，开窍益聪。

34.4.2 主治

主治突发性耳聋，兼治耳鸣等疾病。

34.5　临床疗效及机制、配穴研究

34.5.1　临床疗效

34.5.1.1　深刺听宫穴治疗突发性耳聋临床疗效显著

孟言等[1]运用数据挖掘技术分析针刺治疗突发性耳聋的临床选穴特点及规律，结果显示听宫是针灸治疗突发性耳聋使用频率最高的腧穴。温燕婷等[2]研究发现翳风、听会、听宫是近 20 年来针灸治疗突发性耳聋使用频率最高的 3 个腧穴。侯志鹏等[3]观察深刺耳前 2 穴结合耳尖刺血治疗突发性耳聋的临床疗效，结果显示：治疗组总有效率达 90.13%，显著高于对照组的 78.13%（$P<0.05$），两组在治疗后 0.25～4kHz 各频率听力损失均有所减轻，但治疗组效果显著优于对照组，差异有统计学意义（$P<0.05$）。张翠彦等[4]观察深刺与浅刺治疗突发性耳聋的疗效，深刺组深刺耳前 3 穴（耳门、听宫、听会）配合体针疗法，浅刺组浅刺耳前 3 穴配合体针疗法，结果显示：治疗组的有效率达 87.0%，显著高于对照组的 29.2%（$P<0.05$）。

34.5.1.2　齐刺、深刺听宫穴治疗耳鸣效果较佳

米健国等[5]基于数据挖掘技术分析针刺治疗突发性耳聋的临床选穴特点及规律，结果显示听宫是针灸治疗耳鸣使用频率最高的腧穴。李品能等[6]研究发现翳风、听宫和听会是针灸治疗耳鸣使用频率最高的 3 个腧穴。孙钰等[7]采用齐刺阿是穴和听宫穴为主治疗耳鸣，对比齐刺法和常规针刺的疗效，发现齐刺组在治疗后耳鸣严重强度分级及疗效评价上均优于普通针刺组，差异有统计学意义（$P<0.05$）。谢琼生等[8]观察听宫穴深刺配合调气法治疗耳鸣的疗效，治疗组采用深刺主穴听宫并配合调气（针刺完成后嘱患者用鼻深呼吸 6 次，休息 1 分钟，再深呼吸 6 次，直到出针，同时将意念集中于患耳），对照组浅刺听宫穴，治疗组总有效率达 82.2%，显著高于对照组的 54.5%，差异存在统计学意义（$P<0.05$）。

34.5.2 机制研究

34.5.2.1 针刺听宫穴治疗突发性耳聋耳鸣与保护耳蜗毛细胞、螺旋神经节有关

于洋[9]研究针刺、穴位注射对庆大霉素（GM）中毒小鼠耳蜗损伤治疗作用机制，针刺组、穴位注射组和针刺+穴位注射组均穴取听宫、听会、翳风3穴，结果显示：针刺组、穴位注射组治疗能够减轻GM的耳毒性，减少GM对耳蜗毛细胞、螺旋神经节的损伤，保护毛细胞、螺旋神经节形态的完整性，降低ABR阈值。周萍等[10]观察针刺内听宫穴改善庆大霉素致聋大鼠听力的作用机制，结果显示治疗组的ABR显著低于对照组的ABR（$P<0.05$），表明针刺听宫穴可在一定程度上降低庆大霉素致聋大鼠的ABR，减轻庆大霉素耳毒性，缓解药物对听力的损害作用。

34.5.2.2 针刺听宫穴治疗耳聋耳鸣与改善局部血液流变学指标有关

王茗茗等[11]研究针刺听宫、听会、耳门及翳风等穴位对患者血液流变学指标的影响，结果显示：针刺组的血浆黏度比显著低于对照组（$P<0.05$），红细胞电泳值显著高于对照组（$P<0.05$），血细胞压积值显著低于对照组（$P<0.05$），红细胞沉降率显著低于对照组（$P<0.05$），纤维蛋白原显著低于对照组（$P<0.05$），表明针刺听宫等穴治疗耳聋耳鸣与改善血液流变学指标有关。周淑娟[12]通过比较常规药物治疗与常规组治疗+针刺治疗，研究其对突发性耳聋患者的疗效及患者血液流变学的影响，结果针刺治疗组的全血低切黏度、全血中切黏度、全血高切黏度、红细胞聚集指数、红细胞变形指数、红细胞压积水平均显著优于常规组（$P<0.05$），表明针刺疗法治疗突发性耳聋可以改善血液流变学指标水平，降低血液黏稠度，有效增加耳部血供，缓解听力损伤，提高治疗效果。孙建平[13]在穴位针刺联合西药治疗突发性耳聋近远期疗效的研究中也发现，穴位针刺联合西药治疗突发性耳聋在全血黏度、红细胞聚集指数、红细胞压积等方面均显著低于常规西药组，而红细胞变形指数显著高于常规西药组，两组比较差异显著（$P<0.05$），表明穴位针刺联合西药能改善突发性耳聋的临床症状，提高疗效，促进血液循环，对患者远期效果明显。

34.5.3 配穴研究

孟言等[1]研究针刺治疗突发性耳聋的腧穴配伍规律，结果显示："翳风，听宫"是治疗耳聋使用频率最高的腧穴配伍，中渚 - 耳门 - 听会、听会 - 中渚 - 听宫 - 翳风是置信度最高的两个腧穴组合。林育珊等[14]运用数据挖掘研究现代文献中针灸治疗耳鸣的选穴规律，结果显示听宫 - 翳风 - 听会是针灸治疗耳鸣的核心主穴组合。温燕婷等[2]运用数据挖掘技术研究针刺治疗突发性耳聋的腧穴配伍规律，结果显示："翳风、听会、听宫、耳门"为治疗突发性耳聋的主穴，"翳风 - 听宫，翳风 - 听会，听会 - 听宫"是针灸治疗耳聋关联度较高的腧穴组合。米健国等[5]研究发现翳风 - 耳门 - 听宫 - 听会是治疗耳鸣置信度最高的腧穴组合。

34.6 名医传承和临床案例

34.6.1 林国华[15]

林国华，教授，广州中医药大学第一附属医院针灸科主任，博士研究生导师，中国针灸学会火针专业委员会副主任委员，从事针灸临床 30 余年，对难治性突发性耳聋的诊治颇有心得。林国华认为本病多因少阳经气厥塞所致，提倡尽早针灸干预，治病求本，谨守"少阳暴厥"之病机，谨遵"疏解少阳，通耳开窍"之法，临证必用听宫，主取少阳经穴，辅予辨经取穴，巧施发蒙针法与气流灌耳法，妙用岭南火针疗法，必要时调气调神、加取募穴，共奏通耳复聪之效。

34.6.2 临床案例

刘某，女，10 岁，2018 年 5 月 30 日初诊。

主诉：左耳听力下降 13 天。

现病史：患儿 20 天前患感冒，症状以鼻塞流涕为主，偶有咳嗽，自行服用中药（具体不详）后缓解。13 天前患儿出现左耳突发性听力下降，伴内耳刺痛感、耳鸣，耳鸣以"滋滋"鸣响声为主，2018 年 5 月 18 日至汕头大学医学院第一附属医院耳鼻喉科住院。声抗导检查：双侧 As 型图。纯音听阈测试：左耳极重度聋，右耳中度感音神经性聋（未见报告）。经规范治疗（具体不详）4 天后，患儿于 2018 年 5 月 22 日转院至中山大学孙逸仙纪念医院耳鼻喉科住院。ABR 检测：左耳反应阈 60dBnHL；Ⅰ波缺失，考虑外周听神经受损；右耳反应阈 30dBnHL，未见听觉中枢传导时间延长，考虑正常反应。耳镜、颅脑及中内耳 MRI 未见明显异常。予激素抗炎、改善微循环、营养神经、鼓室注射等治疗 8 天后，患儿自觉听力无明显好转，5 月 29 日复测纯音听阈：右耳纯音平均听阈 22dB，左耳纯音平均听阈 62dB，右耳听力大致正常，左耳中重度感音神经性聋。患儿遂转至广州中医药大学第一附属医院针灸科住院治疗。刻下症：左耳听力下降，伴耳胀痛，时有耳鸣，如蝉鸣，纳眠尚可，小便偏黄，大便干结，舌稍红，苔薄黄，脉弦。

查体： 双侧外耳道未见分泌物。双侧鼓膜完整，呈灰白色，未见明显积液征。双侧乳突区无红肿、压痛。

辅助检查： 音叉试验：左侧气导较差，骨导正常。林纳试验左耳 RT（＋）、右耳 RT（＋），施瓦巴赫试验左耳 ST（＋）、右耳 ST（－）。血常规检查：白细胞计数 16.10×10^9/L。

西医诊断： 左耳突发性聋（感音神经性，中重度）。

中医诊断： 暴聋（少阳失枢，肾气不足）。

治法： 疏解少阳，补肾培元。

选穴： 患侧听宫、翳风、角孙及下关，百会、上星、外关、日月、复溜、关元、关冲、足窍阴、厉兑、商阳。

操作： 患儿取仰卧位，常规消毒穴位后，听宫穴取张口位，采用 0.30mm×40mm 一次性毫针紧贴下颌骨后缘缓慢进针，直刺深度约 38mm，以患儿自觉有突破感和酸胀感，且针感传入内耳为佳。然后施予发蒙针法，患儿即目睛湿润，患耳突然有如雷鸣般轰隆声响，但不能分辨具体内容。嘱患儿张口，将针退出听宫穴约 10mm 后留针。翳风、角孙及外关常规针刺后行泻法，百会、上星、日月、复溜、关元常规针刺后行补法。得气后，百会、上星、翳风、角孙、外关、复溜分别连接 G6805-Ⅰ型电针机，予疏密波（其中疏波频率 10～13Hz，密波频率约为 100Hz），电流强度以患儿可耐受为度，留针 30 分钟。出针后，常规消毒穴位，涂万花油。下关闭口取穴，岭南火针烧至白亮（针身烧灼的长度长于刺入的深度），用直径 0.65mm 中火针迅速直刺下关穴约 30mm，停留 2 秒后拔出，用棉球按压针眼，再涂万花油保护创口。关冲、足窍阴、厉兑、商阳用直径 0.50mm 细火针以约 180 次 / 分的速度频频浅刺（深度约 1mm）5 次，不留针，针毕涂万花油。

2018 年 6 月 4 日复查听力：左耳纯音平均听阈 35dB，言语测听 35%；右耳纯音平均听阈 10dB，言语测听 100%。患儿听力基本正常，且耳胀痛消失，二便尚调，无需治疗，予出院。1 周后随访，复查听力示左右耳均正常，临床治愈；1 年后随访，未见复发。

病案解读： 本案经西医综合治疗后效果不佳，为难治性突发性耳聋，特来寻求针灸治疗。患儿感冒后暴聋兼耳痛，乃风邪袭耳，少阳失枢，郁而化热所致，治以疏利少阳气机为主，兼以清热止痛。予发蒙针法启窍通耳，针刺翳风、角孙、外关疏解少阳；复溜、关元、日月、百会、上星补肾培元，升清通窍；火针下关、关冲、足窍阴、厉兑、商阳清热止痛。诸穴共用，诸法相合，标本兼治，疗效满意。

发蒙针法首见于《灵枢·刺节真邪》："夫发蒙者，耳无所闻，目无所见……刺此者，必于日中，刺其听宫，中其眸子，声闻于耳，此其输也……刺邪，以手坚按其两鼻窍而疾偃，其声必应于针也。"在医者针刺听宫之时，"以手坚按其两鼻窍"，即患者需用手捏紧鼻窍，闭口鼓气，此时气流从鼻腔进入咽鼓管，增大了中耳气压，使内陷的鼓膜回缩，此为发蒙针法关键技术之一；同时患者快速平躺，即经文中"疾偃"之义，此乃发蒙针法的关键技术之二，此操作至关重要，因平躺后从胸腔到口咽压力升高，空气能够有效通过咽鼓管到达中耳腔，从鼓膜的内侧给鼓膜一定的压力，从而有效减轻鼓膜内陷与耳内闭塞感。在操作过程中，嘱患者捏鼻鼓气，同时快速平躺，医者直刺听宫穴，进针 1 寸许，行快速捻转手法（每分钟约 120 次，时间小于 1 分钟），使患者"中其眸子，声闻于耳"，即眼球微湿润，耳部听到鸣响，静留针 20 分钟[16]。

参考文献

［1］ 孟言，白鹏，王新茹，等．基于数据挖掘技术探讨针刺治疗突发性耳聋的取穴规律［J］．中国医药导报，2021，18（4）：131-134．

［2］ 温燕婷，陈劼．基于数据挖掘分析近20年针刺治疗突发性耳聋的选穴规律［J］．广州中医药大学学报，2021，38（10）：2192-2196．

［3］ 侯志鹏，包永欣，相永梅，等．深刺耳前2穴结合耳尖刺血治疗突发性耳聋临床观察［J］．中国中医急症，2017，26（8）：1460-1462．

［4］ 张翠彦，王寅．深刺与浅刺治疗突发性耳聋的疗效观察［J］．中国针灸，2006，26（4）：256-258．

［5］ 米健国，王钰婷．针灸治疗神经性耳鸣的取穴规律分析［J］．中医药导报，2021，27（1）：167-170．

［6］ 李品能，吴加利，孙春梅．基于中医传承辅助平台挖掘针灸治疗耳鸣选穴规律［J］．广西中医药大学学报，2022，25（1）：73-76．

［7］ 孙钰，王春婷，王小燕，等．齐刺为主治疗耳鸣疗效观察［J］．辽宁中医药大学学报，2021，23（2）：16-19．

［8］ 谢琼生，陈裕．听宫穴深刺配合调气法治疗耳鸣的疗效观察［J］．辽宁中医杂志，2018，45（2）：372-374．

［9］ 于洋．针刺、穴位注射对庆大霉素中毒小鼠耳蜗损伤治疗作用的实验研究［D］．长春：长春中医药大学，2020．

［10］ 周萍，张晓彤，陈彦飞．针刺内听宫穴对庆大霉素致聋大鼠听性脑干反应的影响［J］．中国耳鼻咽喉颅底外科杂志，2013，19（3）：242-245．

［11］ 王茗茗，单立影，徐景利．突发性耳聋患者针灸治疗的有效性及对患者血液流变学指标的影响［J］．河北医药，2022，44（6）：923-925．

［12］ 周淑娟．中医针刺对突发性耳聋患者血液流变学的影响［J］．实用中西医结合临床，2020，20（13）：55-56．

［13］ 孙建平．穴位针刺联合西药治疗突发性耳聋近远期的疗效观察［J］．中医临床研究，2021，13（13）：27-29．

［14］ 林育珊，卢标清．现代文献中针灸治疗耳鸣的选穴规律研究［J］．上海中医药杂志，2020，54（12）：21-27．

［15］ 韦永政，钟沛丽，林诗雨，等．林国华针灸治疗难治性突发性耳聋经验撷要［J］．中国针灸，2021，41（3）：321-324．

［16］ 张婉，阴倩雅，马祖彬．浅谈发蒙针法［J］．中国针灸，2021，41（4）：376．